| 2025년 최신판 |

신장암,
제대로 알고
제대로 치료하자

일반인을 위한 신장암 안내서

서울의대 분당서울대병원 교수
변 석 수

| 2025년 최신판 |

신장암,
제대로 **알고**
제대로 **치료하자**

와우라이프

저자 소개 _

이 책의 저자 변석수 교수는 서울의대를 졸업하고 동대학원에서 석사 및 박사 학위를 취득했다. 서울대병원에서 비뇨의학과 전공의 수련을 마쳤으며, 2003년 분당서울대병원 개원 시부터 비뇨의학과 교수로 재직하고 있다.

신장암과 전립선암의 수술적 치료에 많은 관심을 갖고 있으며, 특히 다빈치 로봇을 이용한 수술에 주력하고 있다 (2025년 3월 현재, 누적 3,600례의 로봇수술 시행). 특히 신장암의 경우 신기능 보존 측면에서 유리한 로봇보조 부분신절제술을 주로 시행하고 있으며, 국내에서 가장 많은 수술 건수를 기록하고 있다. 또한, 그가 이끄는 로봇 수술팀은 국내 최초로 로봇 신장암 수술 1,000례를 달성한 바 있고, 2023년 12월에는 단일기관으로서는 이례적으로 로봇수술 10,000례를 달성하였다.

2016년에는 그의 신장암 로봇보조 부분신절제술의 전 과정이 담긴 로봇수술 동영상이 인튜이티브 서지컬 (최소 침습 수술을 위한 로봇 제품인 〈다빈치 수술 시스템〉의 개발, 제조 및 판매를 시행하고 있는 미국 기업)의 '수술 의사 커뮤니티' 에 등록되면서 전 세계 의사에게 소개된 바 있다. 이는 '다빈치 커뮤니티'에 등록된 최초의 아시아 의료진의 수술 동영상이었으며, 그의 수술 실력은 이미 국내외에서 널리 인정

받고 있다. 다빈치 로봇수술 회사에서 로봇수술을 비뇨의학과 의사들에게 가르치는 TR300 프로그램의 강사로도 활동하고 있으며 "로봇수술을 가르치는 의사"로 알려져 있다. 2024년 1월부터 단일공(Single port) 로봇수술을 시작하고 1년이 되지 않아 어려운 단일공 로봇수술의 수술법을 강의하는 강사로 활동하고 있다.

난이도가 높은 신장암 부분신절제술의 성공률을 높이기 위해서 로봇용 수술 초음파와 3D 신장 모델을 이용해 왔으며, 최근에는 3D 프린팅 신장 모형을 활용한 총 80명의 시험군-대조군 대상으로 시행한 임상시험에서 수술 시간의 단축을 보고하였고, 이 연구는 세계 최초로 시도된 '시험군-대조군' 임상시험으로 인정되어 해외 우수 학술지에 게재되었다 (BJU Int. 2021; 127: 567). 현재 한국보건산업연구원이 후원하는 3D 모델의 신장암에서 유용성을 입증하는 임상연구를 주도하고 있다.

국내 최초로 신장암에 대한 국내 다기관 환자 자료를 수집하는 KORCC (Korean Renal Cell Cancer) 데이터베이스를 만들어 10,000명 넘는 신장암 수술 환자들의 자료를 모았으며, 이를 통해 전국 각지의 비뇨의학과 의사들이 한국인 신장암에 대한 연구 논문을 발표할 수 있도록 지원하고 있다.
또한, 2016년, 2017년 2년 연속 분당서울대병원 실시간 환자 경험조사 결과 '환자가 뽑은 1등 의사'로 선정된 바 있으며, 동아일보에서 선정한 10대 암 베스트닥터 명단 중 전립선암 분야의 베스트닥터로도 선정되어 전립선암 분야에서도 실력을 인정받고 있다.

오랫동안 전립선암을 연구한 결과, 전립선암에 걸릴 가능성이 높은 사람을 미리 알아낼 수 있는 유전자 검사 키트를 개발한 경험이 있다. 이 기술을 바탕으로 직접 벤처회사를 창업하기도 했다. 이 일을 계기로 바이오와 헬스케어 분야의 스타트업 기업에 관심을 갖게 되었고, 현재는 이런 스타트업 기업들이 잘 성장할 수 있도록 돕는 활동도 하고 있다.

머리말 _

오래전부터 신장암에 대해 환자들이 쉽게 이해할 수 있는 안내서를 만들고 싶다는 생각을 해왔습니다. 그동안 개인 블로그에 조금씩 올려두었던 내용을 모아 정리하고 다듬어 2018년에 첫 번째 책을 출간했습니다. 이후 2021년에 개정판을 냈고, 이번이 세 번째 출간입니다.

요즘은 인터넷에 정보가 넘쳐나지만, 어떤 정보가 믿을 만한지 일반인들이 판단하기는 어렵습니다. 그래서 신장암에 대해 꼭 알아야 할 내용을 전문가 입장에서 정리한 책이 있으면 좋겠다는 생각으로 이 책을 준비하게 되었습니다.

의학은 해마다 빠르게 발전하고 있습니다. 신장암 치료도 예외는 아니어서, 이번 개정판에서는 최근 치료법의 변화를 반영했습니다. 예를 들어, 항암치료에서는 면역항암제를 함께 사용하는 병용요법이 점점 중심이 되고 있고, 수술 분야에서는 단일공 로봇

수술이 본격적으로 시행되고 있습니다. 또한 작은 신장 종양의 경우에는 곧바로 수술하지 않고 일정 기간 관찰하는 방법도 소개했습니다.

이 책이 신장암에 대한 일반인의 이해를 높이고, 환자들이 스스로 병에 대해 잘 알고 올바른 치료를 받아 하루빨리 건강을 되찾는 데 도움이 되기를 바랍니다.

지은이 변 석 수

차 례_

저자 소개 ………… **004**
머리말 ………… **006**

서 론 ………… **010**

1장　신장(콩팥)이란? …… **013**

2장　신장암의 원인(위험인자) …… **017**

3장　신장암의 종류 및 신세포암의 아형(subtype) …… **021**

4장　신장암의 증상 …… **043**

5장　신장암의 진단 …… **049**

6장　신장암의 병기 및 예후 …… **059**

　　　재미있는 신장암 이야기 ① …… **078**

7장　신장암의 치료 …… **083**

　　　재미있는 신장암 이야기 ② …… **118**

8장   신장암의 추적관찰 및 재발 ······ **123**

         재미있는 신장암 이야기 ③ ······ **129**

9장   신장암 환자의 일상생활 관리, 운동 및 식이 ······ **135**

         재미있는 신장암 이야기 ④ ······ **146**

10장   환자 증례 ······ **151**

         재미있는 신장암 이야기 ⑤ ······ **214**

신장암 Q & A ······ **218**

서론_

신장암은 크게 소변을 만들어내는 실질 부분에서 생기는 신세포암(renal cell carcinoma, RCC, 80~85%)과 소변이 모이는 신우(pelvis)에서 발생하는 요로상피암(urothelial cancer, transitional cell carcinoma, TCC)으로 분류합니다. 신장암과 요로상피암은 생기는 기전이 달라 수술치료 때 사용하는 수술법과 항암치료의 치료약물이 다릅니다. 이 책에서는 신장암의 대부분(80-85%)를 차지하는 신세포암에 대해 설명합니다.

신장암은 한국중앙암등록본부의 암발생 통계에 의하면 2022년 한국인에서 6,963명이 발생하였습니다. 전체 암발생 순위로는 10위에 해당하며, 남녀 발생비는 2.2:1입니다. 다른 암과 마찬가지로 조기에 발견되면 완치될 가능성이 높으나, 늦게 발견되면 예후가 좋지 않습니다.

다양한 증상을 가지는 암이며 요즈음은 건강검진을 하다가 복부 영상검사에서 우연히 발견되는 초기 종양이 다수를 차지하고, 이러한 초기 종양은 치료의 예후가 좋은 편입니다. 필자가 비뇨의학과 전공의를 시작한 1990년대 초반에 비해 수술 기법이 비약적으로 발전하면서 현재는 환자들의 치료 성적이 괄목할 만하게 향상되었습니다. 또한 최근 10년 사이에 신약이 많이 개발되면서 전이된 암의 치료와 생존률의 증가에도 많은 기여를 하고 있습니다.

고무적인 것은 현재도 다양한 신약들이 전이성암의 치료에 효과적인 것으로 나타나, 사용할 수 있는 약제가 점점 많아지고 있다는 점입니다.

이 책에서는 일반인들이 신장암에 대해 이해할 수 있도록 쉽고 간결하게 기술하였으며, 신장암에 관심 있는 의과대학 학생들이나 의료진들이 읽어도 좋을 것으로 생각합니다.

> ★ 이 책을 읽을 때 주의점
> 본인이 관심 가지고 있는 신장 종양이 신장암인지 암이 아닌 양성 종양인지를 명확히 알아야 합니다. 왜냐하면 종양의 종류에 따라 치료법과 예후가 달라지기 때문입니다. 신장암 중에서도 신장의 살 부분에서 생기는 신세포암인지 소변이 모이는 신우에서 생기는 신우암(요로상피암)인지, 소아 신장에서 발생하는 윌름씨 종양(Wilm's tumor)인지 구분해야 합니다.
> 이 책은 처음부터 끝까지 읽을 필요가 없습니다. 관심 가는 부분부터 읽으셔도 됩니다.

1장
신장(콩팥)이란?

　신장(콩팥)은 강낭콩 모양으로 우리 몸의 등 쪽, 갈비뼈 아래에 좌우 한 쌍으로 위치해 있습니다. 크기는 본인의 손보다 조금 작다고 생각하면 됩니다. 또한, 오른쪽 신장은 간 때문에 왼쪽 신장에 비해 1cm 정도 더 아래쪽에 있습니다.

　신장은 혈액 속의 노폐물을 걸러내고 이를 소변으로 만드는 기능을 담당합니다. 혈액을 걸러내는 역할을 하기 때문에 큰 혈관이 들어 오고 나가며 혈액 순환이 많이 이루어집니다. 또한, 신장은 우리 몸의 수분 균형을 조절하는 역할도 합니다. 수분 섭취가 많으면 그만큼 소변을 많이 만들어 내고, 수분 섭취가 적으면 소변을 적게 만들어 내는 식으로 몸 안의 수분을 일정한 상태로 유지하게 합니다. 만들어진 소변은 신장 안의 신우라는 깔때기 모양의 소변 집합 장소로 모였다가 요관을 통해 방광으로 흘러 들어갑니다. 이외에 신장은 몸 안의 전해질(electrolyte) 농도와 혈액을 조절하는 중요한 기관입니다. 또한 신장에서 만들어지는 조혈 호르몬은 골수에서 적혈구 생성을 촉진시켜 빈혈을 방지하는 작용을 합니다.

신장은 양쪽으로 두 개가 있기 때문에 하나의 신장이 기능을 하지 못하는 상황(선천적으로 하나만 있거나, 신장암이나 어떤 질환으로 한쪽 신장이 제거되었거나, 여러 가지 이유로 기능이 떨어지는 경우)에도 정상적으로 기능하는 다른 한쪽에 의해 신장의 기능은 대부분 유지될 수 있습니다.

다음 그림은 좌측 신장의 그림입니다.

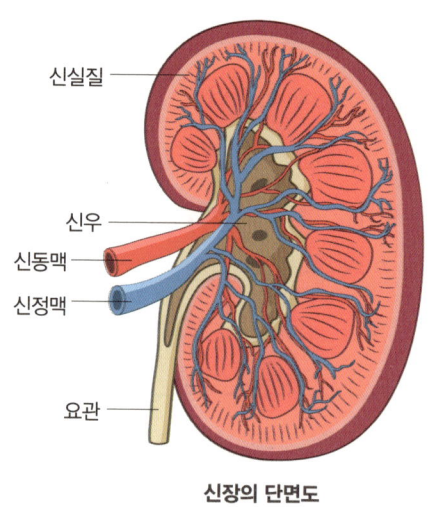

신장의 단면도

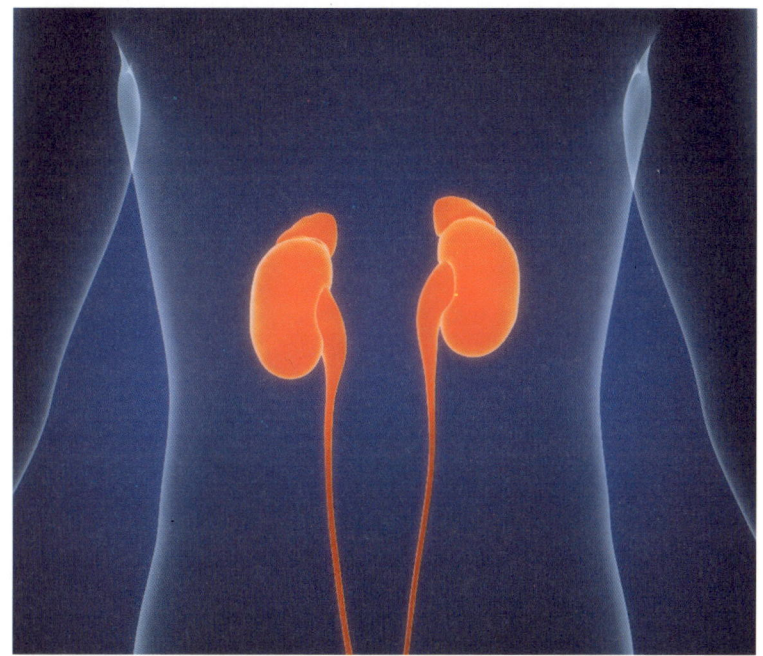
신장의 위치

1장 | 신장(콩팥)이란?

2장
신장암의 원인
(위험인자)

　　신장암 중 가장 흔한 신장암의 원인으로 알려져 있는 것을 크게 분류하면 환경요인, 기존의 병, 유전요인이 있으며, 다음과 같이 구체적으로 정리할 수 있습니다. 아래 위험인자로 분류된 것들은 신장암의 발생과 관련이 높다는 의미이지, 본인이 걸린 암이 꼭 이것 때문에 생겼다고 생각할 필요는 없습니다.

　　1) 흡연: 신장암도 흡연과 연관이 있습니다. 흡연 정도에 따라 1.5~2배 가량 발생 위험이 높아집니다.

2) 비만: 분명한 위험인자이고 남성보다 여성일 경우 위험도가 높습니다.

3) 고혈압: 혈압이 높아 투약을 할 경우 신장암 위험도가 높아집니다.

4) 장기간의 혈액 투석: 투석 받는 환자 중 후천적 신장낭종(신장 속이나 겉에 물혹이 생기는 질환)이 있는 환자의 경우, 암발생 위험도는 30배 이상 높아집니다. 기간이 오래될수록 위험도는 더 상승합니다. 그래서 장기 투석 환자들은 매년 신장에 암이 생기지 않았는지 확인해야 합니다.

5) 유전 요인: 신장암 중 가장 흔한 투명세포암은 폰히펠린다우(von Hippel-Lindau) 유전자의 선천적인 이상이 있을 경우 발생 위험이 높아집니다. 폰히펠린다우(소뇌의 혈관모세포종, 망막혈관종, 양측 신장암 동반) 환자는 젊었을 때부터 소뇌, 망막, 신장 등에 종양이 잘 발생하는데 이는 태어날 때부터 폰히펠린다우 유전자에 이상이 있어 종양이 잘 발생하는 것입니다. 이런 경우 종양이 신장의 양측 여러 군데 또는 시차를 두고 계속 발생하는 경우가 많습니다.

선천적으로 발생할 수 있는 다른 병에는 결절성 경화증

(tuberous sclerosis)이라는 것이 있습니다. 이 병은 피부병변, 지능 저하, 간질 등의 증상이 있고, 신장, 간과 췌장에 물혹이 잘 발생합니다. 이 병을 가지고 있는 경우 신장암이 잘 발생하는 것으로 알려져 있습니다.

특정 약제나 동물성 식이 과다 섭취 등도 보고된 것이 있으나 의사들 사이에서 이견이 많아 일반적으로 받아들여지지는 않습니다. 그렇지만 동물성 식이를 과다 섭취했을때, 건강이나 질환에 도움이 되지 않습니다.

신장암으로 진단받고 치료가 잘 되어 장기간 생존하는 경우, 27%의 환자에서 새로운 암(2차 암)이 발생하는 것으로 알려져 있는 데 유방암, 전립선암, 방광암 및 비호지킨림프종이 상대적으로 흔합니다.

3장
신장암의 종류 및 신세포암의 아형(subtype)

신장암은 단어의 뜻대로 해석하면 신장에 생기는 암을 의미합니다. 그리고 신장암에는 여러 가지가 있습니다. 성인에게 대표적인 두 가지가 있는데 가장 빈도가 높은 암은 신세포암(renal cell carcinoma, RCC, 80~85%)이며 신장의 실질(살 부분, parenchyme)에서 발생합니다. 소변이 모이는 신우(pelvis)나 대신배(major calyx)에서 발생하는 종양은 요로상피암(urothelial cancer, transitional cell carcinoma, TCC)이라고 부르고 신세포암과 요로상피암은 생기는 기전이 달라서 치료 방침이 다릅니다.

통상 비뇨의학과 의사들이 말하는 신장암은 신세포암을 의미합니다(의사들은 보통 RCC로 줄여서 이야기합니다). 이것이 월등하게 많은 수를 차지하기 때문입니다. 이러한 분류는 조직검사 소견을 보고 병리학자가 최종적으로 내리게 됩니다.

1. 신장암의 종류

신장암도 기원하는 세포의 형태에 따라 다음과 같이 나누어집니다. 빈도순으로 정리합니다.

1) 투명신세포암(clear cell RCC): 가장 흔한 신장암으로 80% 정도 차지합니다. 가장 흔하기 때문에 대부분의 신장암 항암제는 이 세포 형태를 가진 암 환자를 대상으로 사용됩니다.

2) 유두신세포암(papillary RCC): 종양을 현미경으로 보았을 때 젖꼭지(乳頭, 유두) 모양으로 보여서 유두신세포암이라 불립니다. 유두신세포암 형태는 신장을 벗어나지 않았을 때라면 수술로 잘 치료할 수 있지만, 다른 부위로 전이하면 효과적인 약제가 제한됩니다.

3) 혐색소신세포암(chromophobe RCC): 전체 신세포암 중에서 5% 정도를 차지합니다. 이 종양은 상당히 커져도 전이가 드

문 형태의 암입니다. 따라서 크기에 비하면 수술 후 예후가 아주 좋은 종양입니다. 양성 종양인 종양세포종(oncocytoma)과 같은 세포에서 기원하며 모양이 아주 유사해서 수술 전 검사에서는 구별하기 힘듭니다. 실제로 종양세포종과 같이 있는 경우도 있습니다.

4) 집합관신세포암(collecting tube RCC): 소변이 모이는 집합관에서 발생하는 아주 드문 암이며, 진행속도가 빠르고 예후가 불량한 형태입니다. 전이했을 때 사용되는 항암제 중에는 전이성 방광암(요로상피 암)환자의 치료에 쓰이는 약제를 사용하는 경우가 많습니다. 신장암에서 차지하는 비율은 아래 기타 암과 합쳐 5% 이하를 차지합니다.

5) 기타: 위에서 설명한 아형 외에 아주 드문 형태의 신세포암이 있으나, 드물기 때문에 자세한 설명은 하지 않습니다.

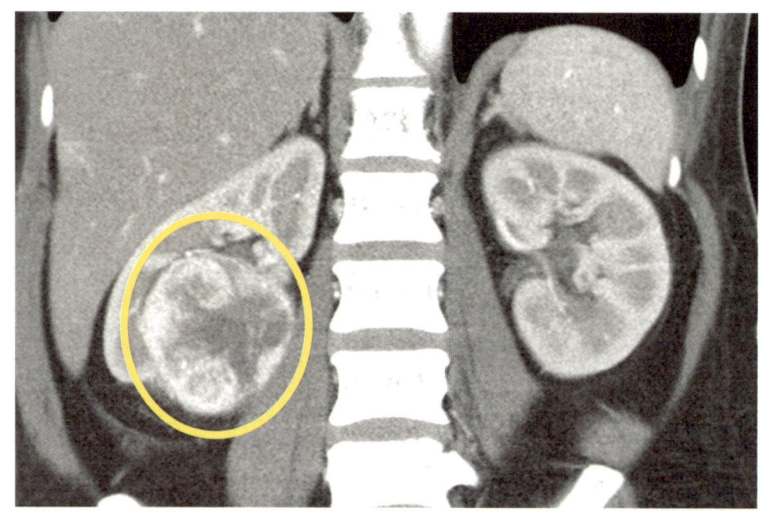

1) 투명신세포암

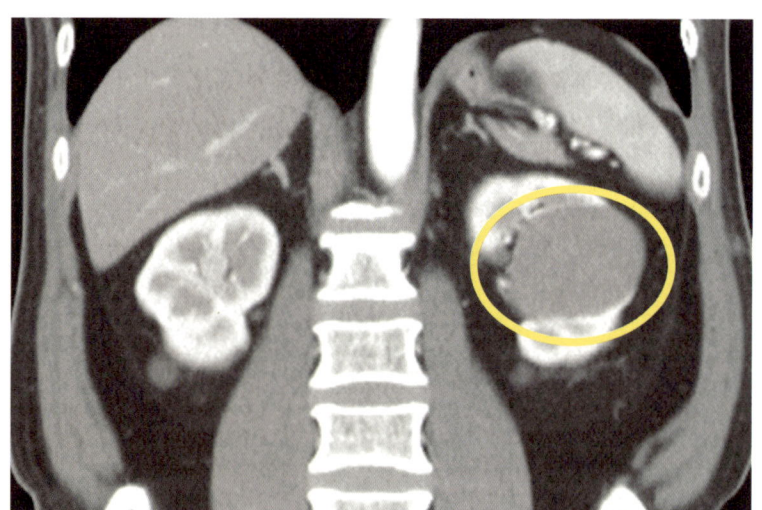

2) 유두신세포암

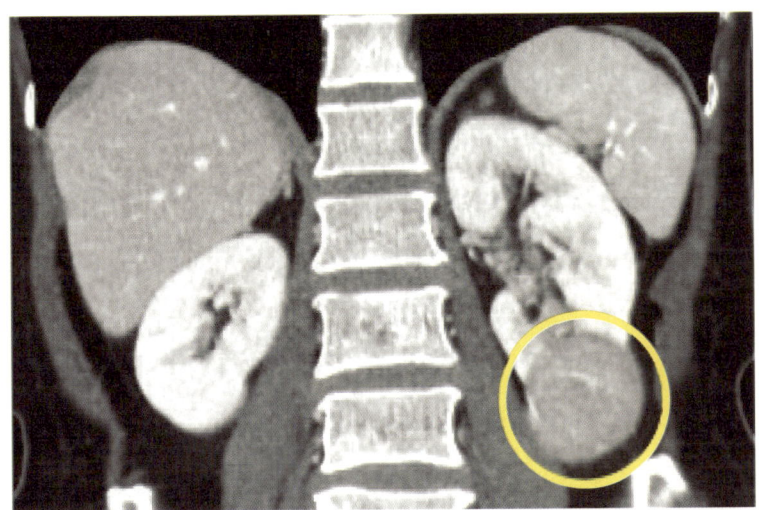

3) 혐색소신세포암

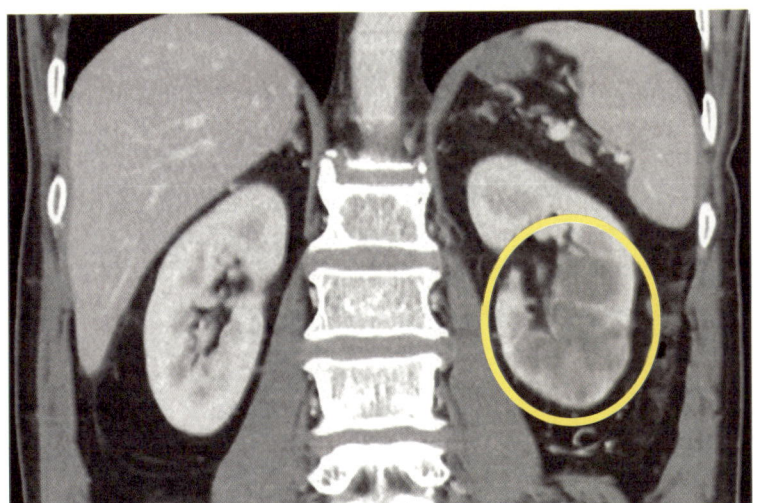

4) 집합관신세포암

3장 | 신장암의 종류 및 신세포암의 아형(subtype)

이러한 형태를 나누는 이유는 생기는 기전이 달라 같은 항암제라 하더라도 동일하게 반응하지 않기 때문입니다. 대부분의 약제들은 가장 흔한 투명신세포암의 치료에 효과를 보이고 일반적으로 유두신세포암과 혐색소신세포암의 예후는 투명신세포암보다 좋지만 전이한 환자들에게 쓸 수 있는 약제는 제한되는 만큼, 전이하게 되면 치료효과가 더 좋지 않습니다. 다행인 것은 요즈음은 대부분의 신장암은 초기 상태에서 발견되기 때문에 수술로 완치되는 경우가 많습니다. 아울러 앞서 이야기했듯이 초기인 경우에는 유두신세포암과 혐색소신세포암이 투명신세포암보다는 예후가 좋은 편입니다.

TCC(이행성 상피세포)라고도 불리는 요로상피암은 신장 내에서 소변이 모이는 신우와 신배에서 발생합니다. 소변이 지나가는 통로에 생긴다고 해서 요로상피암이라고 하며, 생기는 기전은 방광암과 같습니다. 이 암은 초기더라도 신장과 신장 제거 후 남는 요관을 모두 절제하는 수술이 필요합니다(이것은 절개 부위가 두 군데여야 됨을 이야기합니다. 아니면 큰 복부 절개를 이용해야 됩니다. 다행인 것은 요즘은 복강경 수술의 발달로 절개 부위를 하나만 사용하는 수술이 많이 사용됩니다. 최근에는 로봇수술도 활발하게 적용되어 절개 부위가 더 작아지고, 수술 후 회복이 더 빠르다는 장점이 있습니다). 신장과 요관을 모두 절제하는 이유는 요관을 남겨두면 암이 다시 생길 가능성이 있기 때문입니다. 이는 암이 발생하는 세포의 형태가 신장 내의 신우, 요관, 방광, 모두에서 이행성상피세포(transitional cell)로 동일하기 때문입니다. 이전에 암이 발생하게끔 한 원인 인자가 시간차를 두고 영향을 미쳐 남겨진 요관, 방광에서 재발할 수 있음을 의미합니다. 요로상피암이 다른 장기로 전이한 경우에는 예후가 좋지 않고, 전이성 방광암 치료에 사용하는 항암제(gemcitabine, cisplatin)로 치료합니다.

2. 신장의 양성 종양

신장에서 발생하는 양성 종양은 암(악성 종양)이 아니면서 혹을 형성합니다. 양성 종양은 암이 아니기 때문에 대부분이 치료를 요하지는 않으나 양성 종양으로 인해 증상(옆구리 통증, 혈뇨, 출혈)이 있다면 이를 없애거나 크기가 자라는 것을 막기 위한 치료법을 사용합니다.

신장의 양성 종양에는 다음과 같은 것들이 있으며 비교적 흔한 것들에 대해서는 따로 기술합니다.

1) 단순신낭종(simple cyst): 가장 흔하며 초음파 등의 영상검사를 하다 우연히 발견되는 경우가 많습니다. 물혹이라고도 이야기하며 둥근 물주머니를 상상하면 됩니다. 증상이 별로 없고 신기능에 나쁜 영향을 주는 경우도 드물어서 치료하는 경우는 많지 않습니다.

2) 종양세포종(oncocytoma): 신장에 생기는 양성 종양으로, 대부분 증상이 없어 영상검사 중 우연히 발견됩니다. 신장암과 구분이 어려워 수술로 치료 후 조직검사를 통해 양성으로 확인되면 암이 아니라는 점에서 다행인 경우입니다.

3) 혈관근육지방종(angiomyolipoma): 혈관, 근육, 지방조직의 3가지 성분이 과다 증식된 양성 종양으로, 지방 성분이 적은 경우 신장암과 구분이 쉽지 않습니다. 여성 환자의 부분 신절제술 후 암이 아니고 양성 종양으로 나오는 경우, 혈관근육지방종으로 확인되는 경우가 가장 흔합니다.

이외에 지방종, 평활근종, 림프관종, 혈관종, 사구체옆세포종양 등이 있습니다.

2-1. 단순신낭종(simple cyst)

신낭종은 신장의 실질에 발생하는 가장 흔한 혹입니다. 의사들이 '물혹'이라고 이야기하는 것으로 낭(囊, cyst, 주머니 같은 모양을 의미) 안에 물이 차 있습니다. 하나만 있을 수도 있고 여러 개가 같이 있을 수도 있습니다. 크기도 다양한데 큰 경우 10cm 이상이어서 신장보다 단순신낭종이 더 큰 경우도 있습니다. 후천적(타고 나는 것이 아니고 태어난 이후 생긴다는 의미)으로 생기고 나이가 들어갈수록 발생확률이 증가하는 경향이 있습니다.

통상 증상이 없어서 치료를 하지 않지만, 옆구리 통증, 혈뇨, 고혈압 발생, 낭종에 의해 요로가 막히거나 낭종 내부의 감염, 출혈 등이 동반될 때는 치료를 합니다. 다만, '크기가 어느 정도 이상이면 치료한다'와 같은 지침은 없습니다. 치료대상이 되는 경우가 많지 않다보니 비뇨의학과 의사가 자주 접하긴 하더라도 관심을 두지 않는 질환 중의 하나입니다.

치료법으로는 다음과 같이 크게 두 가지가 있습니다.

1) 경화요법(sclerotherapy): 영상의학과의사가 초음파를 보며 옆구리에 국소 마취 후 가느다란 침을 찔러 낭종에 조그만 구멍을 내 물을 빼낸 후 내부에 알코올과 같은 경화제(낭종 벽끼리 서로 달라붙도록 해 찌부러뜨리는 방법)를 넣는 치료법입니다. 수술이 아니어서 수술에 비해 몸에 부담은 덜 하지만 시술 후 지속적인 통증이 있을 수 있고 치료 성공률이 수술에 비해 떨어집니다.

2) 낭종조대술(주머니형성술, cyst marsupialization): 용어가 이해하기 어렵지만 간단히 이렇게 생각하면 됩니다. 낭종을 물풍선으로 간주했을 때 신장으로부터 튀어 올라온 물풍선 부분

을 잘라 내어 신낭종 안쪽 부분이 노출되게 만드는 수술법입니다. 수술 후 낭종이 주머니 모양같이 된다고 해서 주머니형 성술이라고 합니다. 요즈음은 복강경 수술로 간단하게 해결합니다. 입원하지 않고 통원수술로도 가능한 수술입니다.

2-2. 복잡성 신낭종(complicated cyst)

낭종 중에는 단순히 물만 차 있지 않고 막이 있거나 석회가 끼어 있는 복잡한 구조의 낭종이 있습니다. 이런 경우를 복잡성 신낭종(complicated cyst) 이라고 부릅니다. 이때는 신장암(신세포암)의 가능성을 고려해 봐야 합니다.

보스니악(Bosniak)이라는 영상의학자가 복잡성 신낭종을 모두 5가지로 분류하였습니다. 각 분류별로 암일 가능성이 보고되었으며, 3등급 이상은 수술적 제거를 고려합니다.

2-2. 복잡성 신낭종의 보스니악 분류

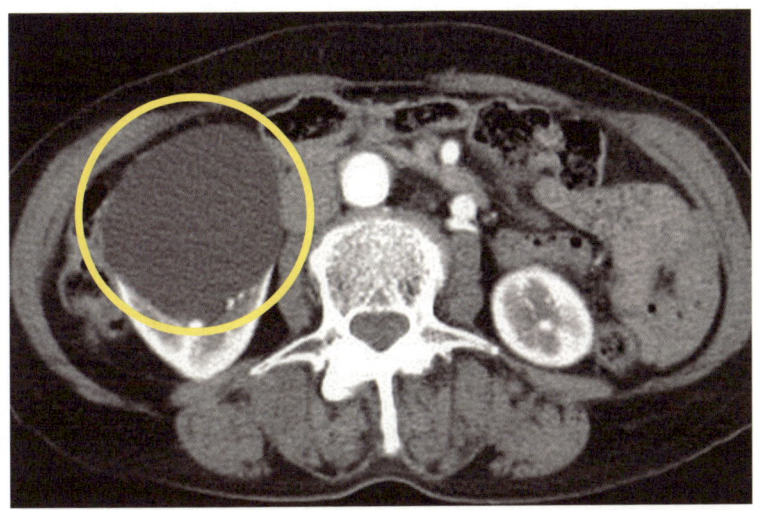

보스니악(Bosniak) 1등급 낭종의 CT 영상

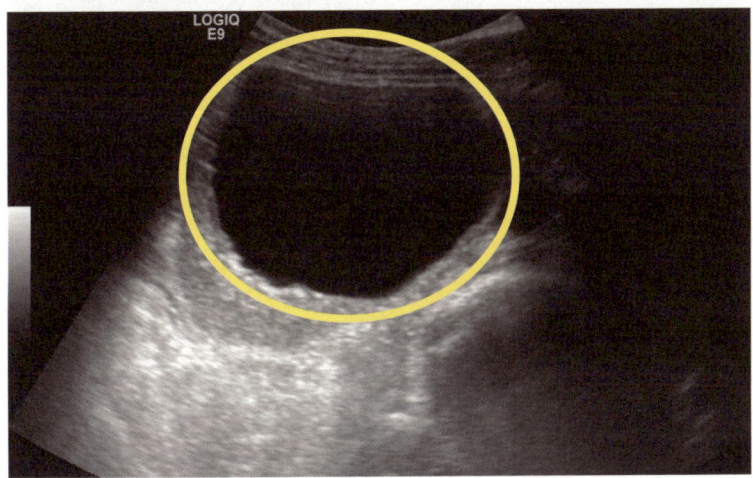

보스니악(Bosniak) 1등급 낭종의 회색조 초음파 영상: 벽 비후나 내부 중격, 벽 결절, 고에코성 내용물 등의 복잡성을 보이지 않는다.

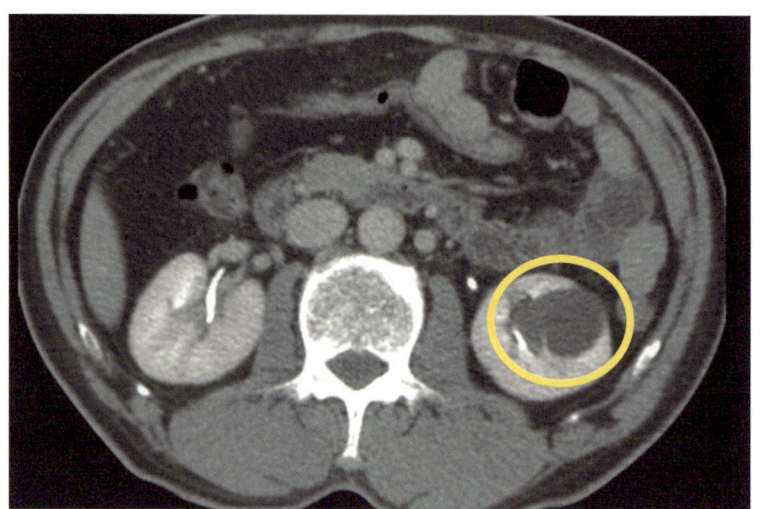

보스니악 2등급 낭종의 CT 영상

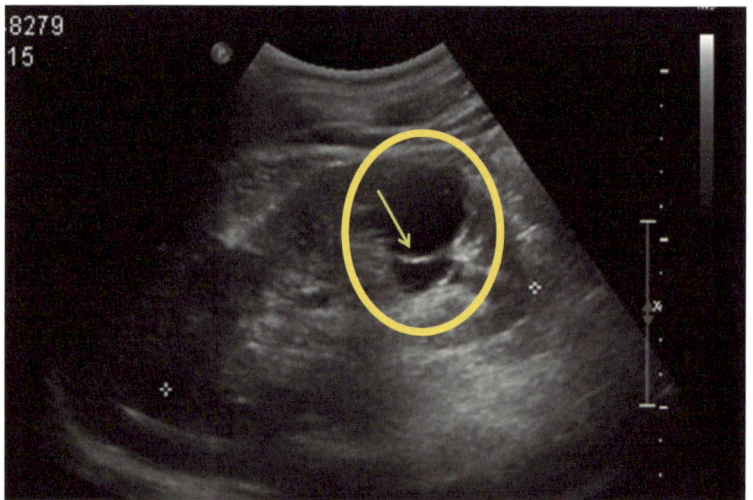

보스니악 2등급 낭종의 회색조 초음파 영상: 분엽 모양 윤곽(lobulating contour)을 보이는 낭종 내부에 미세 중격(fine septa)과 중격 석회화(septal calcification)의 복잡성을 보이고 있다.

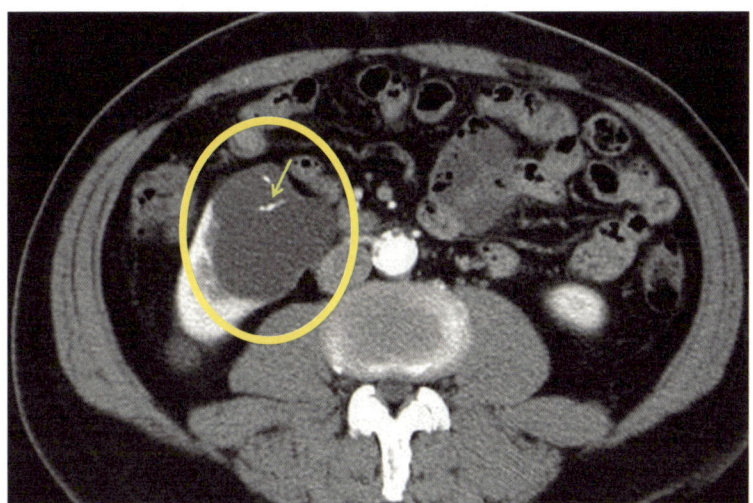

보스니악 2F등급 낭종의 CT 영상

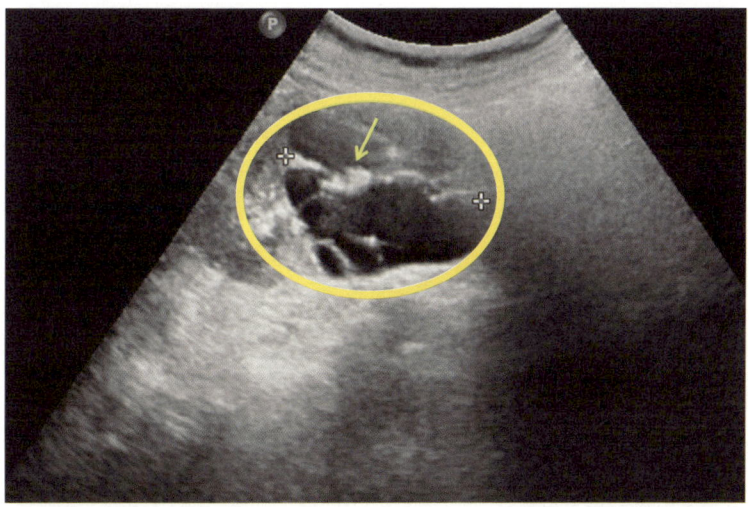

보스니악 2F등급 낭종의 회색조 초음파 영상: 비후된 벽과 불규칙한 비대 중격(irregular thick septa) 등의 복잡성을 보이고 있다.

3장 | 신장암의 종류 및 신세포암의 아형(subtype) 033

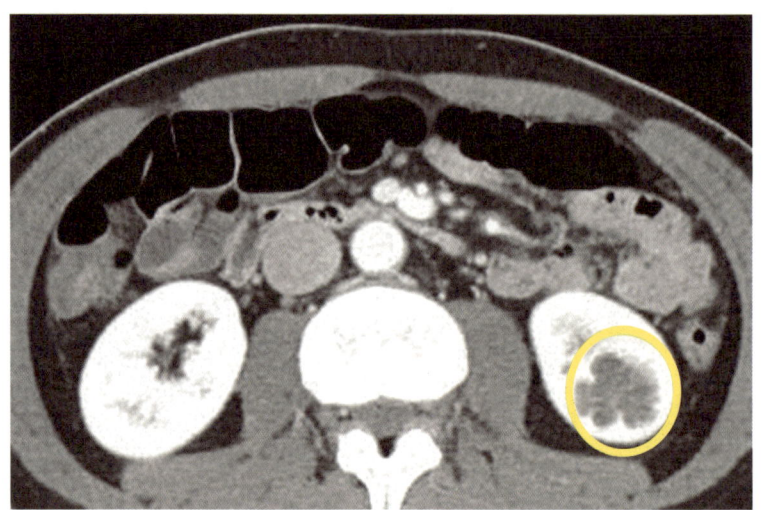

보스니악 3등급 낭종의 CT 영상

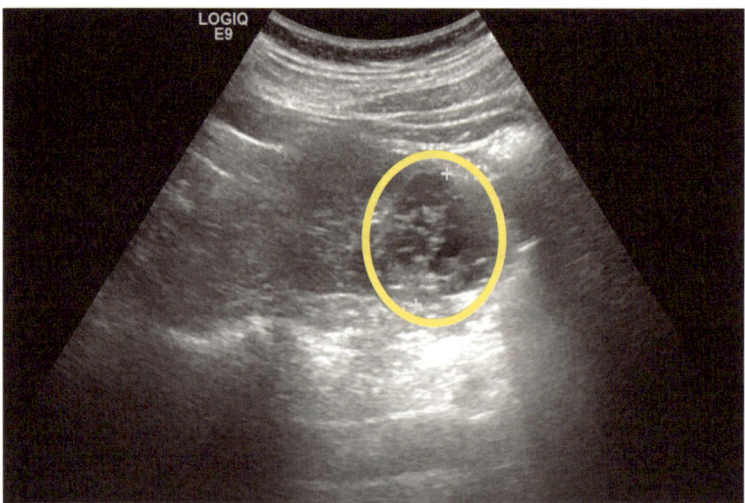

보스니악 3등급 낭종의 회색조 초음파 영상: 비후된 벽과 다양한 불규칙한 중격(multiple irregular septa)들이 보이고 있다.

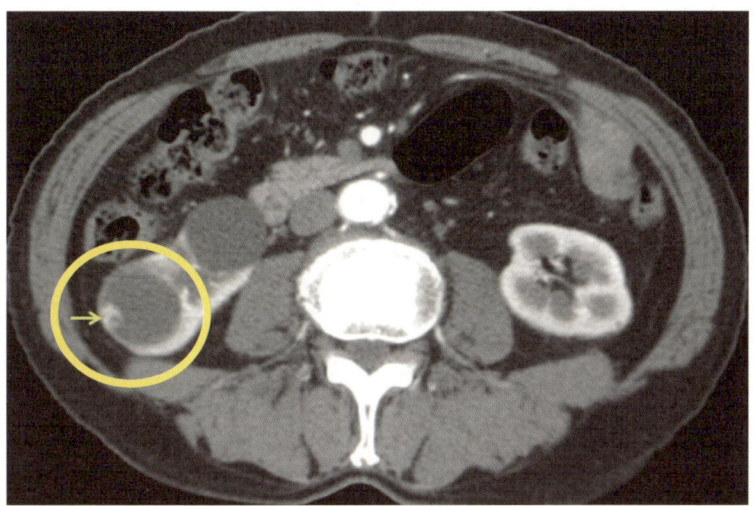

보스니악 4등급 낭종의 CT 영상

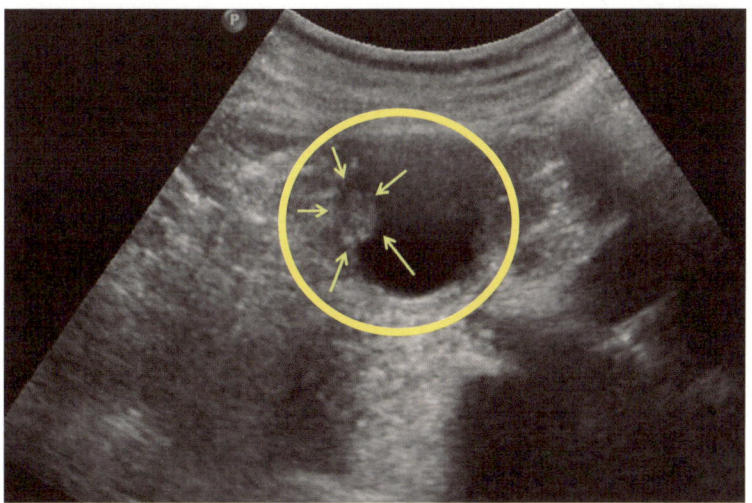

보스니악 4등급 낭종의 회색조 초음파 영상: 내부의 중격(septum)과는 분리된 고형 결절(mural solid nodule)이 보이고 있다.

보스니악(Bosniak) 분류(표)

분류	특징	영상 소견	추적 검사 및 치료	암 확률
I	단순 낭종	무에코, 둥글며 벽이 없음	필요 없음	0%
II	약간 복잡	단일성 얇은 막이나 적은 석회화	필요 없음	0%
IIF	약간 복잡 - 추적검사 필요	얇은 막, 두꺼운 석회화, 고밀도 낭종	초음파나 CT 정기 검진	5%
III	불명확	두꺼운 막이 여러 개 있거나 벽에 고형 종양, 고밀도 종양	수술	50-70%
IV	낭종성 신장암	명백한 고형 종양으로 낭성 부분을 가진 것	수술	95-100%

cf) **무에코:** 초음파 영상에서 신호가 없어 검게 보이는 것을 일컫습니다. 물 성분만 있을 때 이렇게 보입니다.

참고문헌

MA Bosniak. The current radiological approach to renal cysts. Radiology. 1986;158(1):1-10

2-3. 종양세포종(oncocytoma)

종양세포종은 양성 종양의 일종으로 다른 신장종양과 비교하여 정확한 발병률은 명확하지 않으나, 신장종양의 약 3~7% 정도를 차지하는 것으로 알려져 있습니다. 종양세포종은 신장뿐만 아니라 부신, 침샘, 갑상샘, 부갑상샘 등 다른 장기에서도 발생할 수 있습니다. 여성에 비해 남성에서 2배 정도 많이 생기며 다양한 연령대에서 나타나지만 60대에서 가장 높게 나타납니다. 특징적으로 한쪽에서 발생하지만 약 6%의 환자는 양쪽 신장에서 동시에 또는 시간 차를 두고 생기기도 합니다. 영상검사에서 종양세포종으로 짐작할 수 있는 특징을 갖춘 별모양의 중심부 흉터(central scar)가 있는 경우도 있으나 대부분 종양세포종은 수술 전 영상검사에서 신장암과 감별진단(구분)하기 어렵습니다.

종양세포종의 대부분은 증상이 없으며 영상검사를 통해 우연히 진단됩니다. 그러나 큰 종양일 경우에는 혈뇨, 통증 또는 옆구리 혹 등의 증상을 나타내기도 합니다. 이 종양은 수술 전 신장암(특히 혐색소 신장암, chromophobe RCC)과 구분이 어렵습니다. 수술 전 진단이 잘 되지 않으므로 종양의 크기 및 위치에 따라 근치적 신장절제술(radical nephrectomy)이나 부분 신절제술(partial nephrectomy)로 치료합니다.

수술 후 최종 병리조직검사에서 종양세포종으로 나온다면

운이 좋은 경우가 됩니다. 암의 공포에서 벗어날 수 있기 때문입니다.

2-4. 혈관근육지방종(angiomyolipoma)

이름에서 알 수 있듯이 혈관, 근육, 지방조직의 3가지 성분이 과다 증식된 양성 종양으로, 임상적으로 뚜렷이 대별되는 두 가지 형태로 나뉩니다. 첫째는 결절경화증(tuberous sclerosis)을 동반한 경우입니다. 결절경화증은 신체의 다양한 기관(뇌, 심장, 신장, 폐)에서 양성 종양을 일으키는 유전적 질환입니다. 이 경우 양쪽 신장에서 발생하고 증상이 없습니다. 둘째는 결절경화증과 상관없이 나타나는 형태로 한쪽에서 발생하며 혹의 크기가 일반적으로 더 큽니다. 그러나 이 두 형태는 조직학적으로 특별한 차이는 없습니다.

환자의 25%에서 종양이 자연 파열될 수 있으며, 이로 인하여 복부 깊은 곳에 있는 공간(후복막, retroperitoneum)에 출혈이 생길 수 있습니다. 심한 출혈은 환자를 사망에 이르게 할 수도 있습니다. 이 종양은 지방조직이 섞여 있어 전산단층촬영술과 초음파촬영술만으로 쉽게 진단할 수 있습니다. 하지만 지방조직이 적은 혈관근육지방종(4.5% 정도 차지)은 신장암과의 구별이 쉽지 않습니다.

신장암을 의심하고 종양을 제거한 환자들에서 나타나는 양성(암이 아닌) 종양 중 가장 흔한 경우가 혈관근육지방종인 것으로 알려져 있습니다.

이 종양의 치료를 결정하는 요소는 증상(통증, 혈뇨, 출혈 흔적)이 중요하며 이러한 증상이 없을 때는 4cm의 크기를 기준으로 합니다. 종양 크기가 4cm 이상이어서 출혈위험이 증가하거나 증상이 있으면 선택적 신장동맥색전술(renal arterial embolization) 또는 신장보존수술을 시행합니다. 동맥색전술은 국소마취하에 종양으로 들어가는 혈관을 특수한 재료를 써서 틀어 막아 혈류 공급을 차단하는 방법입니다. 그러나 심한 출혈이 있는 경우에는 신장절제술을 시행하기도 합니다. 반면에 4cm 이상이라도 증상이 없거나 가벼울 때는 6개월에 한번씩 초음파촬영술 또는 전산단층촬영술로 조심스럽게 추적관찰할 수도 있습니다. 종양의 크기가 4cm 이하고 증상도 없는 경우에는 1년마다 추적관찰(CT나 초음파 등의 영상검사)을 하면 됩니다.

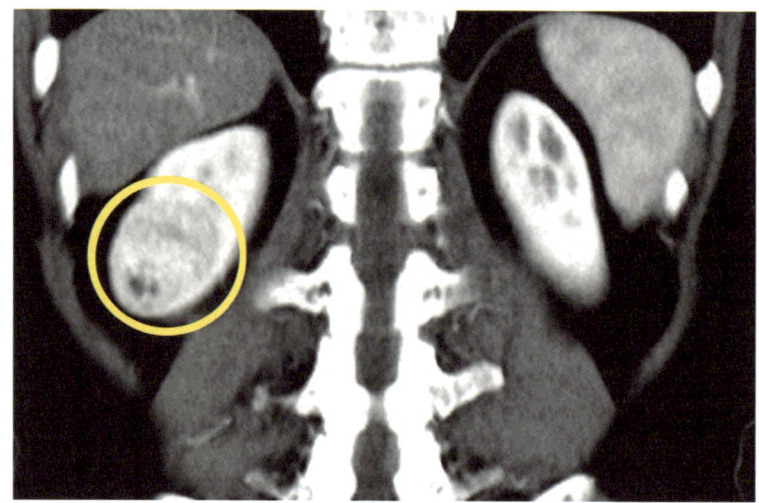

2-3. 종양세포종(oncocytoma)

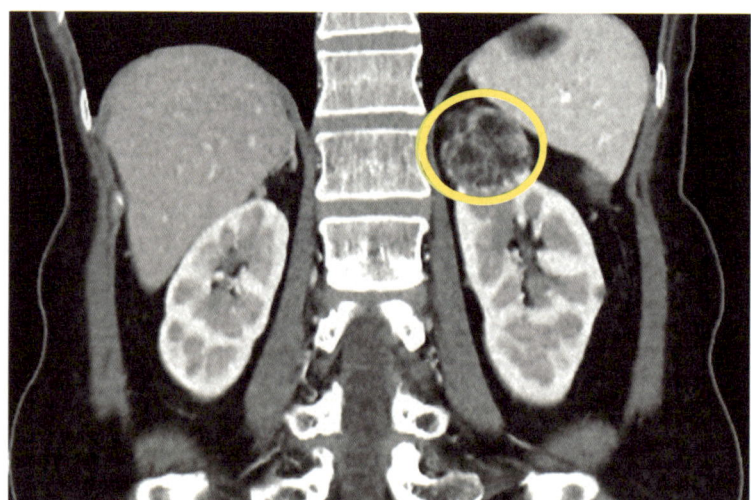

2-4. 혈관근육지방종(angiomyolipoma)

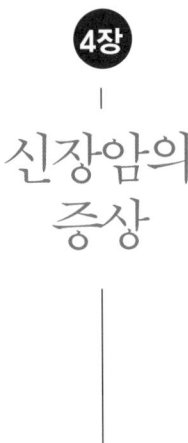

4장
신장암의 증상

　신장암은 신장에 암이 생기는 것으로 상당히 커질 때까지 증상이 없습니다. 증상이 있어서 발견되는 경우라면 이미 신장암이 상당히 진행되었을 가능성이 큽니다. 때문에 신장암을 진단받은 환자의 25~30%는 이미 다른 장기로 전이된 상태에서 발견됩니다.
　요즘에는 신장암에 의한 증상이 있어서 발견된 경우보다는 건강검진 목적이나 소화기 계통의 병을 알아내기 위해 시행한 초음파나 CT 검사에서 우연히 발견되는 경우가 가장 많습니다. 이러한 경우 우연히 발견되는 종양이라고 해서 영어로 incidentalloma(incidentally detected tumor)라는 재미있는 이름을 붙이기도 합니다. 무증상에서 우연히 발견되는 신장암일수록 초기 상태가 많아 예후가 좋습니다.

신장암이 자라게 되면 옆구리 통증, 혈뇨, 옆구리 혹으로 증상이 나타납니다. 이러한 세 개의 증상을 전형적인 신장암의 증상으로 이야기합니다[세 개여서 3대 증상(symptom triad)이라는 이름을 붙입니다]. 이 모든 증상을 다 가지고 있는 환자 비율은 10% 정도라고 알려져 있으며 전이한 경우가 많습니다. 최근에는 이렇게 모든 증상이 나타날 때까지 늦게 발견되는 경우는 점점 줄어들고 있습니다.

체중감소, 발열, 야간 땀남 등의 전신 증상이 나타날 수 있는데 이때는 신장암이 꽤 진행되었을 가능성이 큽니다. 목림프절로 전이하면 목림프절이 커진 것이 만져지고, 남자 환자는 고환 주위의 혈관이 부풀어 오르는 정계정맥류가 나타나는 경우도 있습니다. 이는 고환에서 올라오는 정맥을 종양이 누르거나 신정맥 내의 혈전이 발생하면서 고환 정맥 내의 혈류 순환을 막아서 생기는 증상입니다. 이러한 증상이 나타나면 암이 이미 많이 진행되었을 가능성이 큽니다. 주위 임파선 전이가 심하면 다리 부종을 호소하기도 합니다. 다른 장기로 퍼져 나가면 전이 부위에서 증상을 나타냅니다. 뼈로 퍼져 나가면 뼈통증, 뇌로 퍼지면 두통, 폐로 퍼지면 지속적 기침, 각혈 등이 발생하기도 합니다. 통상 다른 장기에 나타난 증상을 검사하다가 거꾸로 신장암이 진단되는 경우도 있는데, 이는 병기가 많이 진행하였음을 나타냅니다.

신생물딸림증후군(paraneoplastic syndrome)

종양이 퍼지거나 침투한 것과는 직접적인 관련이 없는 여러 가지 증상이 나타나는 경우가 있습니다. 이런 증상들은 감염, 혈액순환 장애(허혈), 대사 이상, 영양 문제, 수술이나 항암치료와도 관련이 없습니다. 이처럼 종양과 직접적인 연관성이 없어 보이는 다양한 증상들을 신생물딸림증후군(부종양증후군)이라고 부릅니다. 신장암 환자의 20%에서 신생물딸림증후군(paraneoplastic syndrome)이 나타나는 것이 특징입니다. 이것은 신장암 자체의 혹으로 인해 나타나는 혈뇨, 통증, 옆구리에 만져지는 혹의 증상이 아니고 종양 자체가 분비하는 특정 호르몬 또는 종양에 대한 면역반응 때문에 생깁니다.

아주 다양한 증상이 발생할 수 있으며 이러한 신생물딸림증후군으로 나타나는 증상은 예후와 상관이 없습니다. 치료 후 없어져야 할 신생물딸림증후군 증상이 없어지지 않으면 몸 안 어디인가에 암이 남아 있다는 것을 의미합니다. 치료 후 없어졌던 증후군 증상이 다시 나타나면 재발하였다는 것을 의미합니다.

신장암으로 나타날 수 있는 신생물딸림증후군 증상과 징후에는 다음과 같은 것이 있습니다.

1) 고혈압: 신장암에서 고혈압을 일으키는 레닌(renin) 분비가

증가하여 발생합니다. 그래서 신장암을 수술한 후 혈압약을 먹지 않아도 혈압 조절이 잘 되는 환자들이 있습니다. 이는 신장암에서 고혈압을 유발하는 물질이 분비되다가 수술로 신장암에서 제거돼 고혈압 유발 원인도 같이 없어졌기 때문입니다.

2) 고칼슘혈증: 신장암으로 인해 과다 분비된 부갑상선호르몬이 뼈에서 칼슘이 많이 빠져나와 발생합니다. 또한 뼈로 전이가 많이 되었을 때 뼈가 암세포에 의해 많이 녹으면서 발생하기도 하는데 이는 불량한 예후를 의미합니다.

3) 비전이 간기능 이상: 스타우퍼(Stauffer) 증후군으로 불리기도 하는데 간에 전이된 것이 없는데도 간기능 이상 소견이 보이는 증후군입니다. 원인은 GMCSF라는 물질의 과다 분비로 추정합니다. [GMCSF(과립구 대식세포 콜로니 자극 인자)는 대식세포, T세포, 비만 세포, 자연살해세포, 내피세포, 그리고 섬유아세포에 의해 분비되는 단백질로 백혈구의 성장인자이다.]

4) 적혈구증가증: 종양에서 적혈구 생산을 증가시키는 인자가 과다 분비되거나 신장에서 암주위 조직의 허혈(피가 조직에 잘 통하지 않는 현상)이 발생하면 적혈구생산인자의 분비 촉진이 일어납니다.

5) 쿠싱(Cushing)증후군: 쿠싱증후군은 부신피질의 호르몬 중 코르티솔의 과다로 인해 발생하는 임상증후군입니다. 몸무게 증가, 복부 비만, 털이 많이 남, 피부가 붉고 얇아 손상되기 쉬움, 성장지연, 월경불규칙(여성), 생식능력의 감소(남성), 고혈압 등과 같은 증상이 나타날 수 있습니다.

6) 단백소실창자병(protein losing enteropathy): 위장관에서 단백질이 소실되어 설사, 발열, 복부 불편감 등을 호소합니다.

7) 젖흐름증(galactorrhea): 유즙을 함유한 분비물이 한쪽 또는 양쪽 유방으로부터 비정상적으로 분비되는 증상입니다.

8) 여성형 유방증
9) 성욕감퇴
10) 남성형 털과다증(hirsuitism)
11) 무월경
12) 남성형 대머리

최근의 신장암은 초기에 발견되는 경우가 많아 위와 같은 신생물딸림증후군이 동반되는 경우는 점점 줄어들고 있습니다. 결국 빈도가 적어져 별로 신경을 쓰지 않아도 되는 증상이 되었습니다.

5장
신장암의 진단

1. 초음파(ultrasonography)

최근에 진단되는 신장암은 증상 없이 우연히 발견되는 경우가 많습니다.

특히 건강검진이나 내과에서 쉽게 시행하는 복부초음파에서 발견되는 경우가 많습니다.

초음파는 방사선 노출의 위험도가 없고(산전검사에서 많이 사용하는 이유입니다) 쉽게 시행할 수 있다는 장점이 있습니다. 신장의 혹을 발견하는 데 용이하고 혹이 물혹인지 고형종양(solid tumor, 살덩어리로 차 있다는 의미로 암을 의심할 수 있는 중요한 소견)인지 구별해 줍니다. 신장기능이 떨어져 있는 환자에게도 실시할 수 있다는 장점이 있습니다.

병기를 결정하는 데는 컴퓨터단층촬영(CT)보다 못하지만 작은 종양인 경우에는 컴퓨터단층촬영과 보완적으로 시행합니다. 초음파는 시행하는 의사의 능력에 많이 좌우되는 검사로 경험이 많은 의사가 시행하면 보다 다양한 정보를 얻을 수 있습니다. 1차 병원에서 시행된 초음파 검사가 불충분하다고 판단되면 수술을 고려하는 병원에서 재시행하는 경우도 있습니다.

2. 컴퓨터단층촬영(CT, computed tomography)

컴퓨터단층촬영은 신장암 진단에 사용되는 영상검사 중 가장 많이 사용되는 검사입니다. 보통 CT라고 하는 것으로 신장에 생긴 혹의 성격을 구명하는 데 아주 유용합니다. CT는 단층촬영이라는 용어에서 유추할 수 있듯이 인체를 단층(일정한 간격으로 얇게 짤라서 봅니다)으로 잘라서 영상화한 것입니다. CT를 통해서 대부분 환자들의 종양이 양성인지 악성인지 구분해 냅니다.

CT는 신장암 수술 전의 병기 추정에서 T(Tumor, 종양 자체 병기), N(Nodes, 주위 림프절 전이)을 평가하는 데 유용합니다. CT를 통해서 종양의 크기, 위치, 신장 혈관의 개수를 파악하게 되며, 이는 수술의 종류 및 최종 치료 방침에도 영향을 주게 됩니다. 신장의 혹을 파악하기 위해 촬영하는 CT는 폐엽 아래 부분도 보여 폐전이를 발견하기도 합니다. 하지만 폐전이가 의심되는 상황에서는 폐CT를 따로 찍는 경우가 많습니다.

작은 종양은 CT에서 구분이 애매한 경우가 가끔 있습니다. 이럴 때는 초음파나 자기공명영상(MRI) 촬영을 하여 보완하기도 합니다.

CT의 단점은 조영제를 사용하기 때문에 조영제 과민반응이 있는 환자들에게는 조심스럽게 사용해야 하며 신기능이 떨어지는 환자들에게는 사용할 수 없습니다. 또한 x-ray에 노출되어 방사선 영향을 받는다는 점입니다. 신장 종양이 의심되어 1차나 2차 병원에서 촬영한 영상을 가지고 오더라도 3차 병원(상급종합병원)에서 다시 촬영하는 경우가 있습니다. 이는 ①CT의 질이 떨어지거나 ②상태는 양호하더라도 신장 종양을 잘 볼 수 있는 프로토콜의 부재로 인해 신장 종양 평가에 충분하지 않다고 판단되는 경우로 이때는 다시 촬영을 진행하게 됩니다.

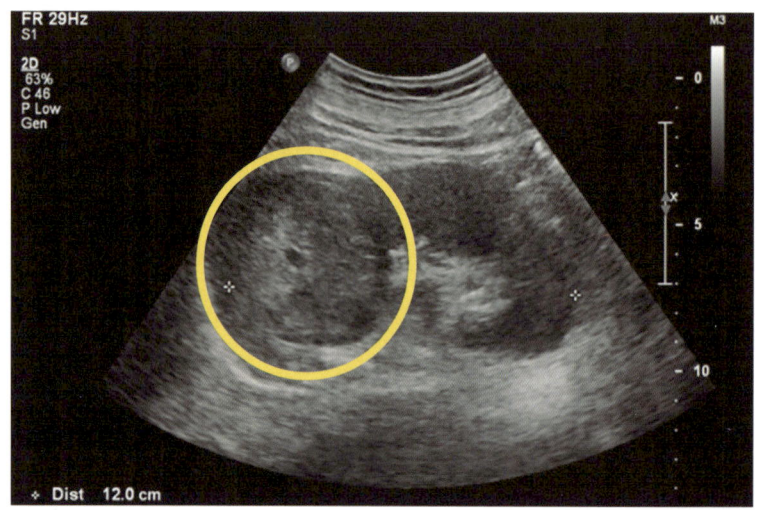

1. 초음파

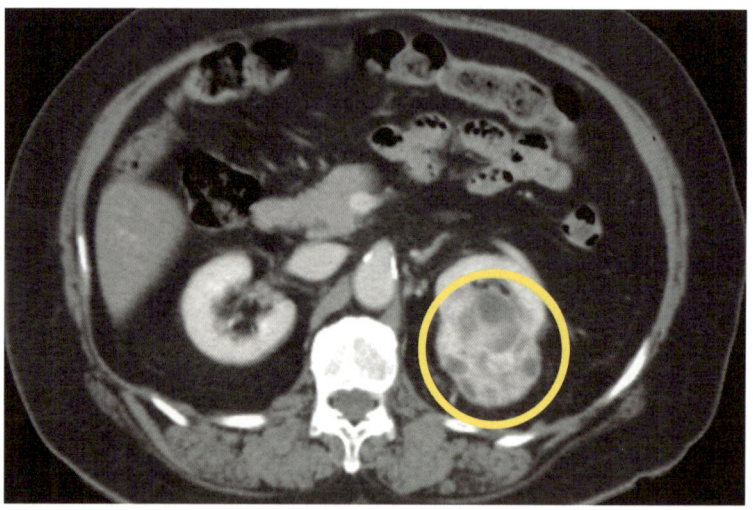

2. 컴퓨터단층촬영(CT)

3. 자기공명영상(MRI)

신장암의 진단에 자기공명영상(MRI, magnetic resonance image)의 촬영이 증가하고 있습니다. MRI는 기존의 전산단층촬영(CT)에 비해 장점이 많지 않습니다. 신장암이 진행하게 되면 종양이 신정맥을 따라 혈전을 형성하며 하대정맥으로 자라 들어갑니다. 많이 진행한 경우는 종양에 의해 형성된 혈전이 심장까지 자라 올라가는 경우가 있습니다. 이렇게 혈전이 형성되어 있을 때 MRI는 조영제를 사용하지 않고도 혈전의 범위를 평가하는 데 유용한 검사입니다.

최근 MRI 기술이 발전되면서 작은 신종양의 감별 진단에 사용이 증가하고 있는 추세입니다. MRI도 조영제를 사용하는 경우가 대부분입니다. 때문에 MRI 조영제에 과민반응이 있는 환자에게는 사용하기 힘들고 CT에 비해 촬영시간이 길다는 단점이 있습니다. 하지만 방사선 노출이 없다는 장점이 있습니다.

4. 골스캔(bone scan)

신장암이 진행하면 뼈로도 전이합니다. 이때 뼈로 전이가 있는지를 알기 위해 시행하는 검사입니다. 뼈로 전이된 부분은 정상과 달리 검게 나타납니다.

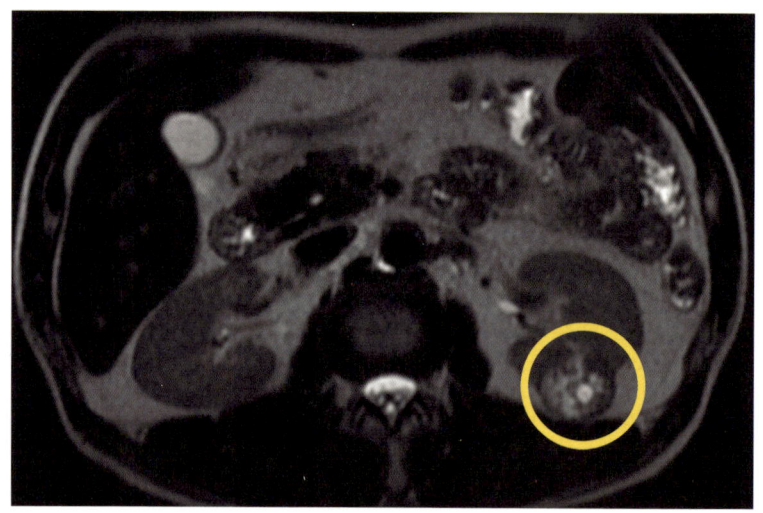

3. 자기공명영상(MRI)

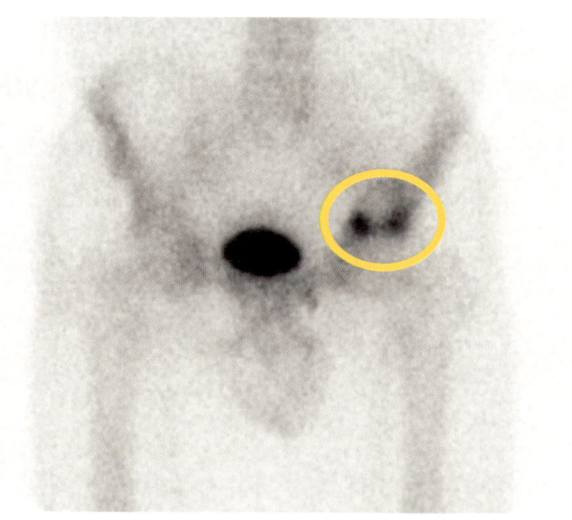

4. 골스캔(bone scan): 좌측 골반뼈에 방사성 의약품의 섭취 증가를 보이는 전이 의심 병소가 관찰됨.

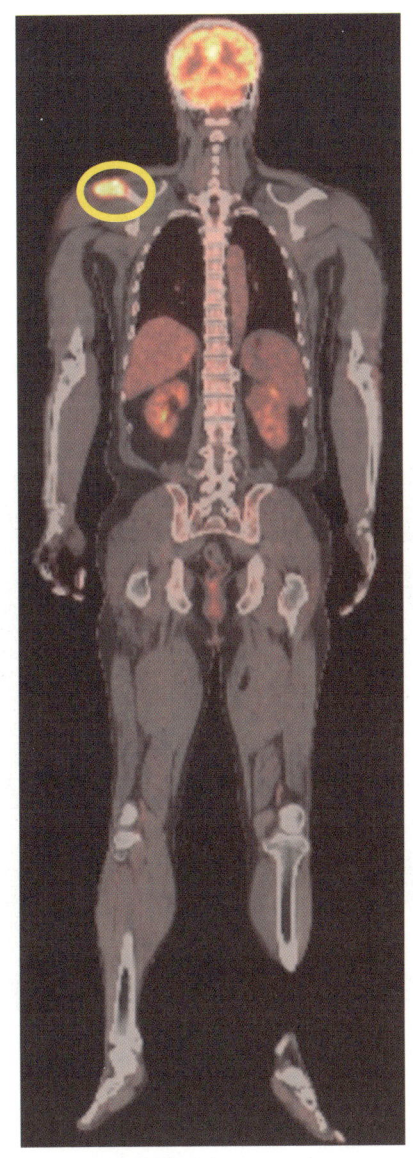

5. 양전자단층촬영(PET)

5. 양전자단층촬영(PET, positron emission tomography)

양전자를 방출하는 방사성 의약품을 이용하여 인체에 대한 생리·화학적, 기능적 영상을 3차원으로 나타낼 수 있는 핵의학 검사 방법 중 하나입니다. 암세포의 대사작용이 일반 세포에 비해 많다는 점을 이용하는 영상검사 중의 하나입니다. 신장암이 신장 이외로 전이한 것이 강하게 의심될 때 시행합니다.

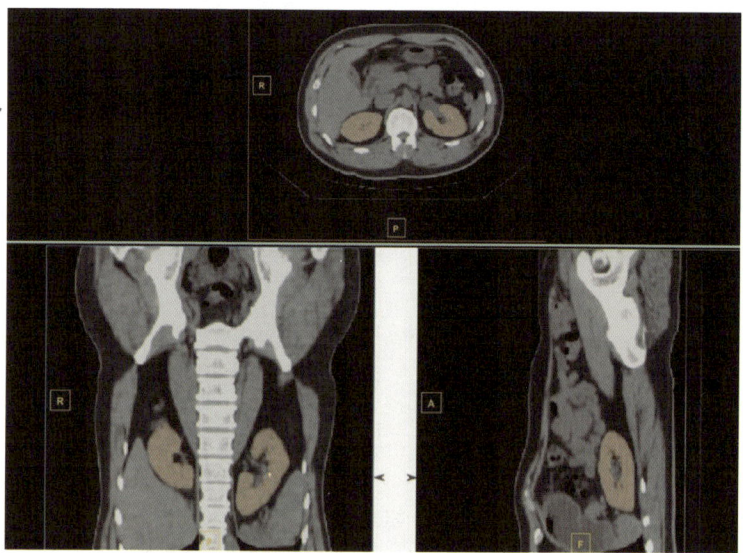

6. Kidney SPECT CT

6. 신장기능평가를 위해 사용되는 검사들(Kidney SPECT CT, DTPA GFR scan, MAG3 scan)

이 검사들은 핵의학과에서 신장기능을 평가하기 위해 시행됩니다. 부분 신적출술 후 좌우 신장기능을 구분해 검사하는데, 수술 받은 신장의 기능이 얼마나 회복되었는지 확인하는 것에 도움이 됩니다.

7. 조직검사

신장암이 의심되지만 애매할 때는 조직검사를 시행하는 경우가 있습니다. 초음파나 CT를 보면서 옆구리를 가는 바늘로 찔러 얻은 조직의 일부를 통해 암의 여부를 판별하는 것입니다. 이 방법은 검사의 부정확성으로 인해 잘 시행되지 않다가 최근 영상 장비와 조직검사 술기의 발달로 점점 늘어나고 있습니다.

신장 종양이 암인지 아닌 지가 영상검사만으로 애매할 때, 조직검사를 시행하여 치료방침을 결정하기도 합니다.

신장암이 진행된 것이 명확하지만, 수술적 치료법을 사용하기에는 부적절할 때 조직형 구분을 위해 조직검사를 사용합니다. 이는 조직형태에 따라 사용하는 약제가 달라질 수 있기 때문입니다.

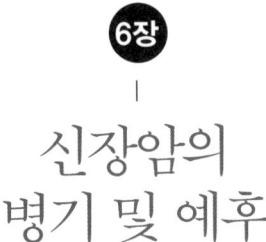

신장암의 병기 및 예후

1. 병기

　병기는 암이 어느 정도 진행되었는지를 기술하는 방법입니다. 신장암의 병기는 다음과 같이 나눕니다. 의사들이 병기를 분류할 때 많이 사용하는 TNM 체계입니다. 이는 T(tumor, 종양 자체의 진행 정도), N(node, 인접 림프절 전이 여부), M(metastasis, 다른 부위로 전이 여부)을 각각 평가하는 것입니다. 이러한 TNM을 묶어서 병기 I-IV로 표기하기도 합니다.

종양병기(T)

T0 원발종양이 보이지 않음
T1 최대 지름이 7cm 이하로 신장에 국한된 종양
    T1a 최대 지름이 4cm 이하로 신장에 국한된 종양
    T1b 최대 지름이 4cm를 넘지만 7cm 이하이며 신장에 국한된 종양
T2 최대 지름이 7cm를 넘고, 신장에 국한된 종양
    T2a 최대 지름이 7cm를 넘지만 10cm 이하이며 신장에 국한된 종양
    T2b 최대 지름이 10cm을 넘지만 신장에 국한된 종양
T3 종양이 주 정맥 내로 진전하거나 또는 신장 주위 조직을 침범하지만 제로타(Gerota)근막을 넘지 않은 종양
    T3a 종양이 신장 주위 지방조직이나 신장 정맥을 침범
    T3b 종양이 횡격막 이하의 하대정맥 내로 진전
    T3c 종양이 횡격막 위의 하대정맥까지 진전하거나 하대정맥의 벽을 침범해 들어갔을 때
T4 종양이 부신을 침범하거나 제로타(Gerota)근막을 넘어 갔을 때

림프절병기(N)

N0 부위림프절전이 없음
N1 부위림프절전이

원격전이병기(M)

M0 먼곳 전이 없음
M1 먼곳 전이 있음

TNM을 묶어서 분류한 병기 I~IV는 다음과 같습니다. 간단하게 생각하면 7cm 이하이면 병기 I, 7cm을 넘어가면 병기 II, 신장을 싸고 있는 피막을 뚫고 넘어가거나 주위 림프절로 전이하면 병기 III, 신장 위의 부신을 침범하거나 다른 장기로 전이하면 병기 IV로 분류합니다.

병기	T	N	M
I	T1	N0	M0
II	T2	N0	M0
III	T1 or T2	N1	M0
	T3	N0 or N1	M0
IV	T4	Any N	M0
	Any T	Any N	M1

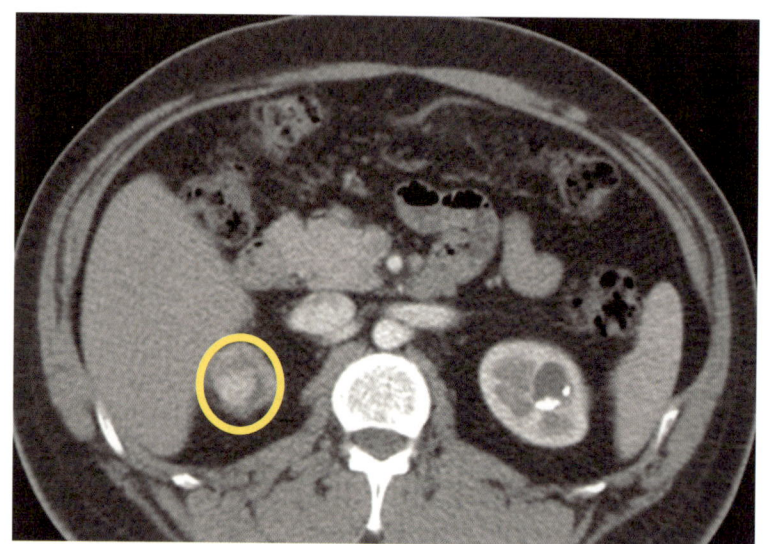

T1a(CT, 수평면)

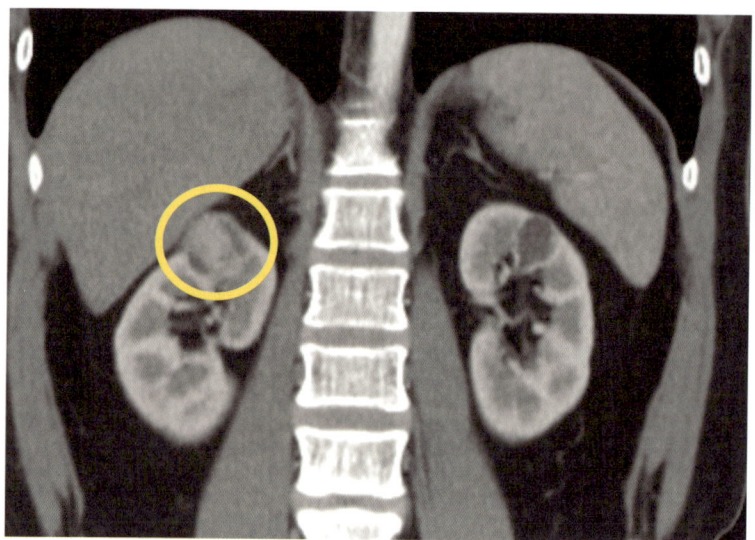

T1a(CT, 관상면)

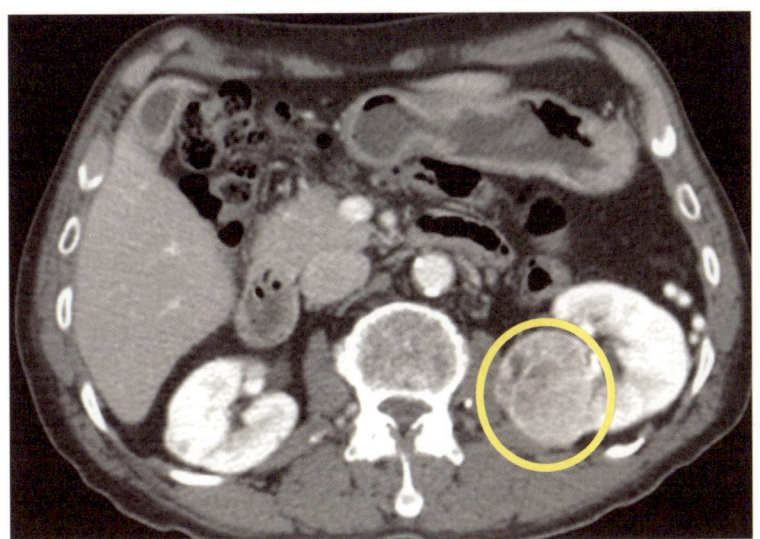

T1b(CT, 수평면)

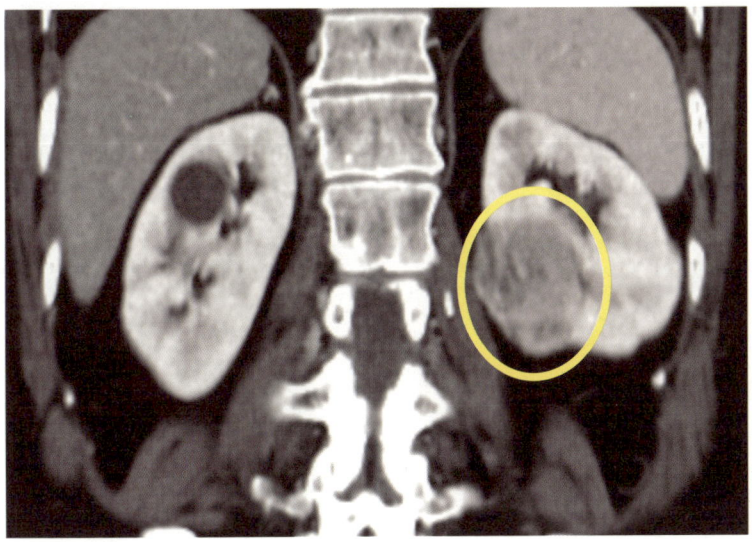

T1b(CT, 관상면)

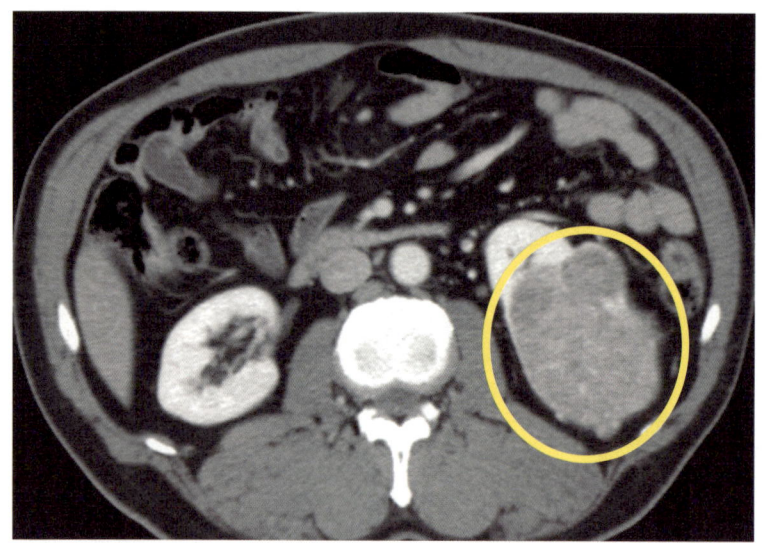

T2a(CT, 수평면)

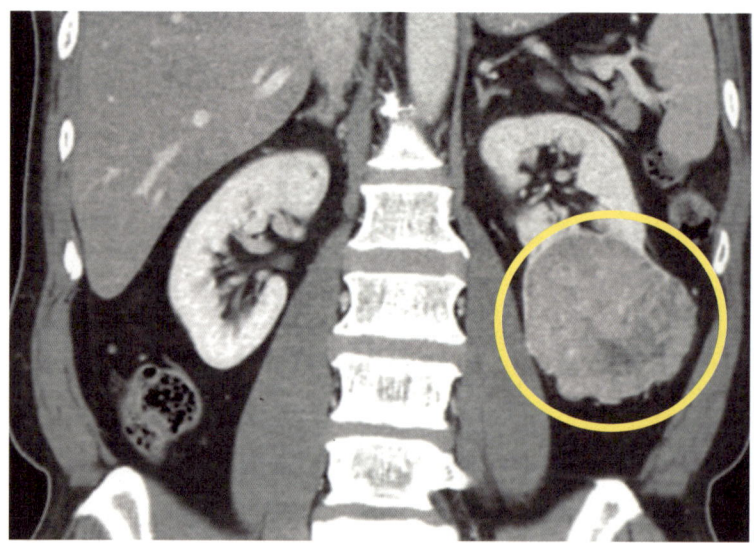

T2a(CT, 관상면)

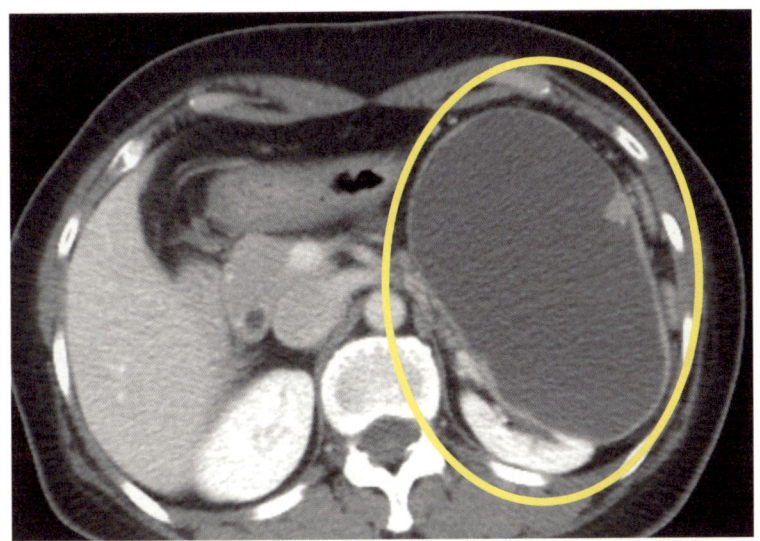

T2b(CT, 수평면)

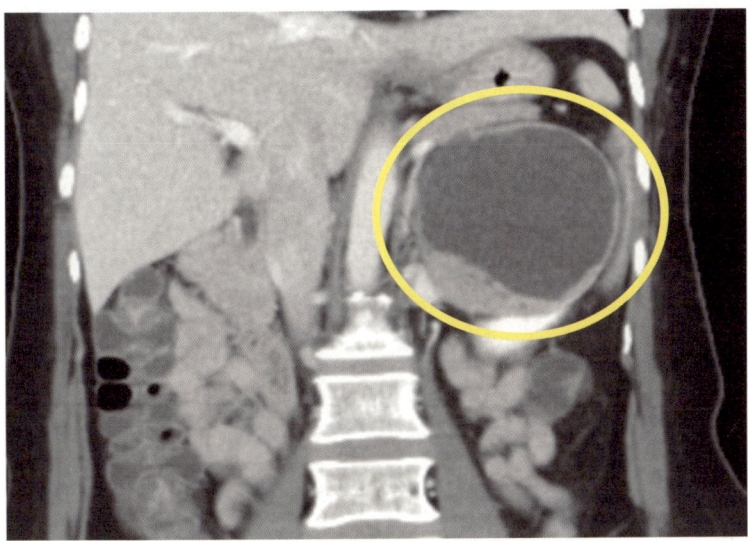

T2b(CT, 관상면)

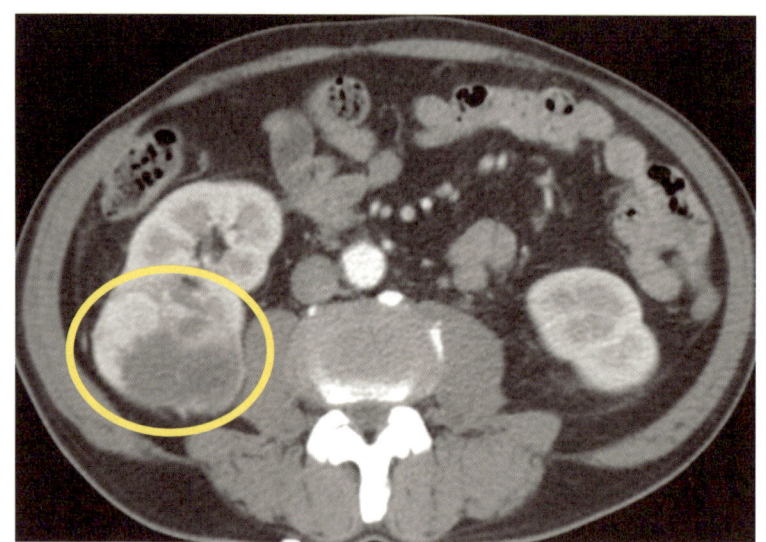

T3a(CT, 수평면)

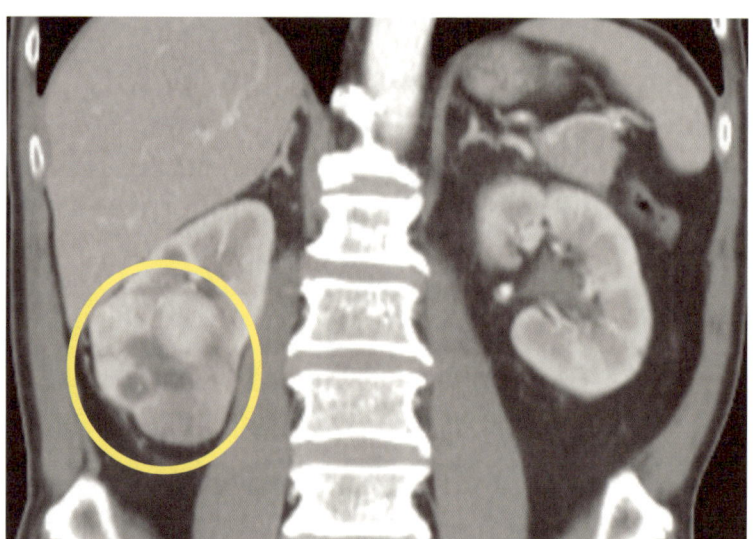

T3a(CT, 관상면)

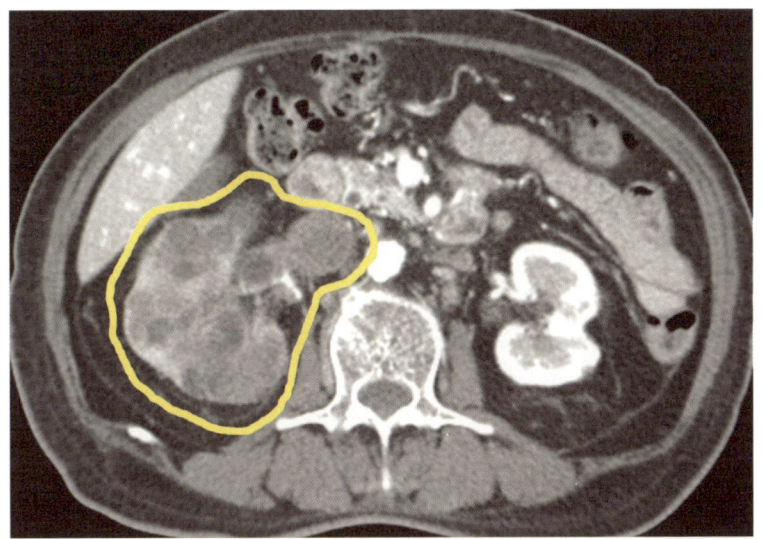

T3b(CT, 수평면)

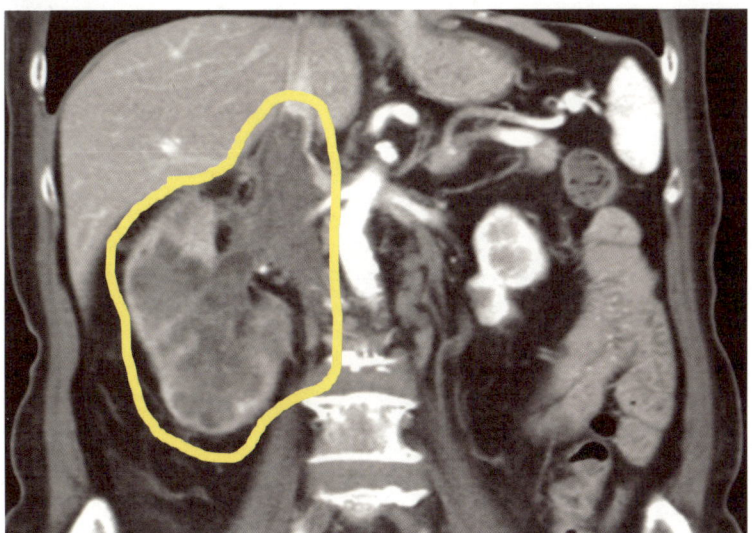

T3b(CT, 관상면)

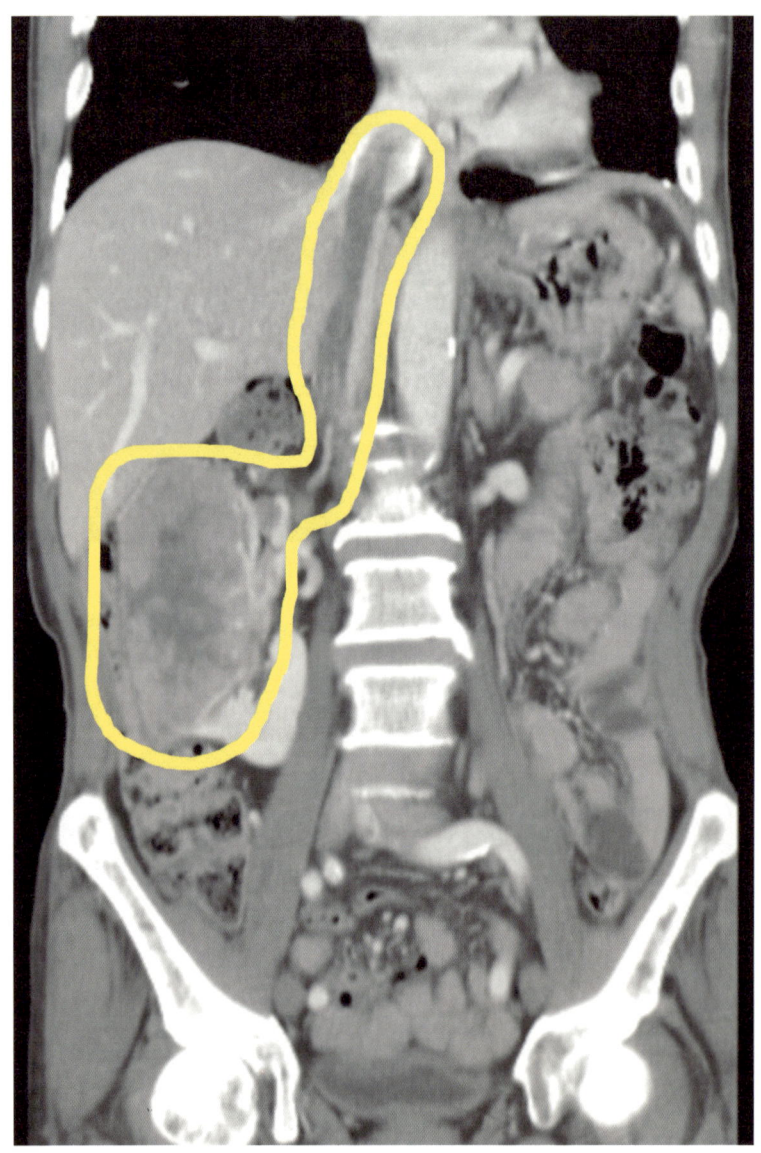

T3c(CT, 관상면)

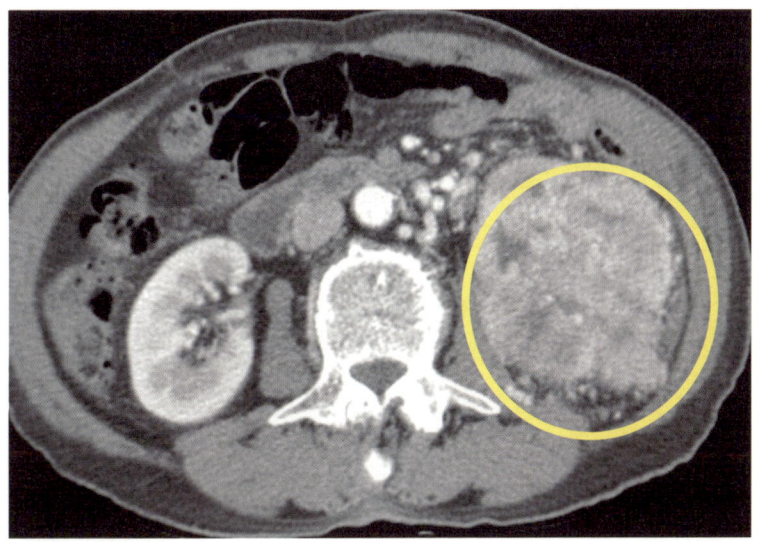

T4(CT, 수평면)

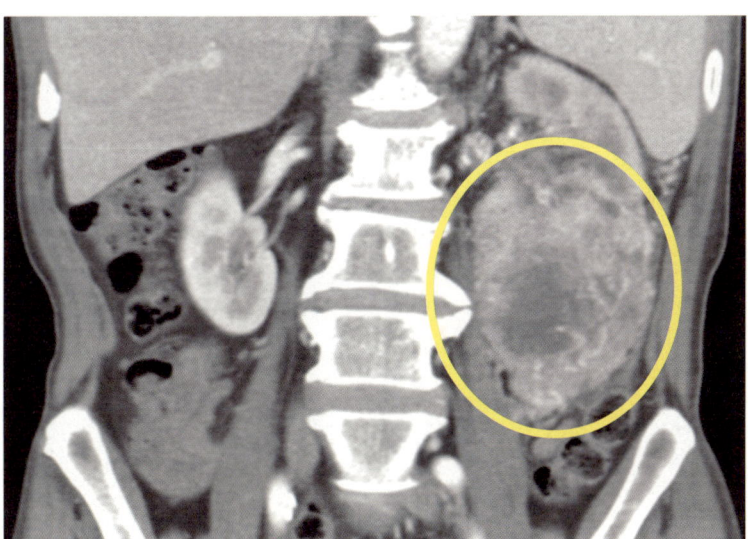

T4(CT, 관상면)

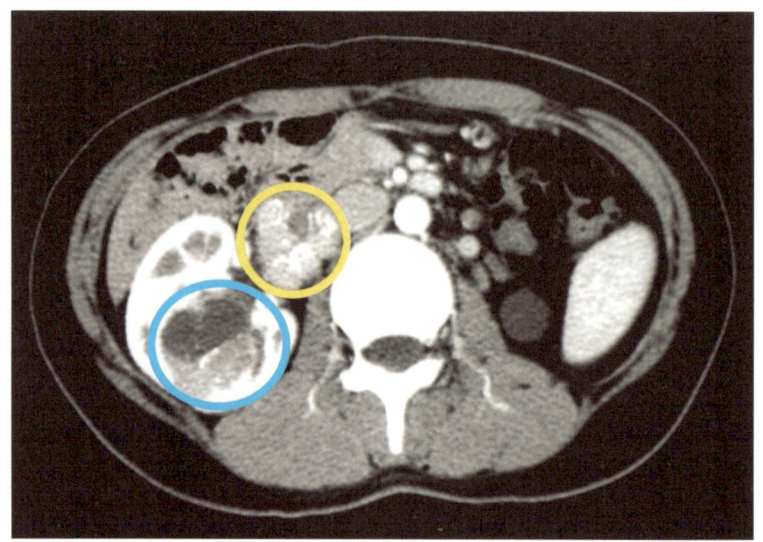

N1(CT, 수평면)

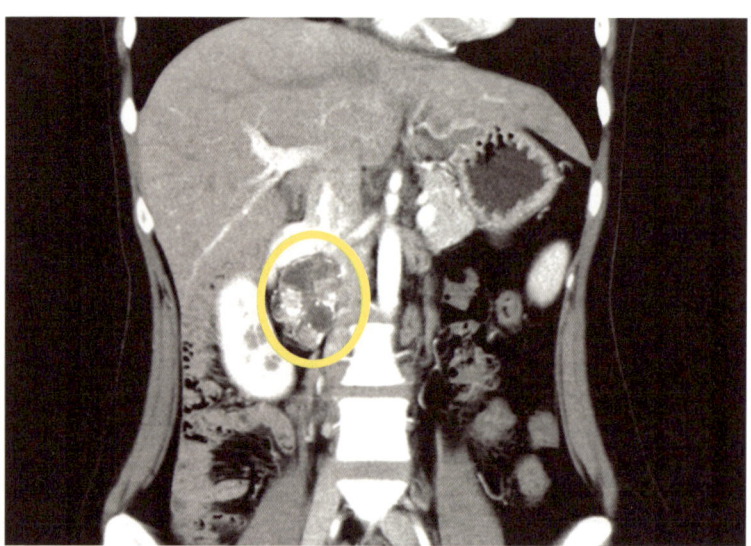

N1(CT, 관상면): 신문부 주변의 임파절 비대가 관찰된다.

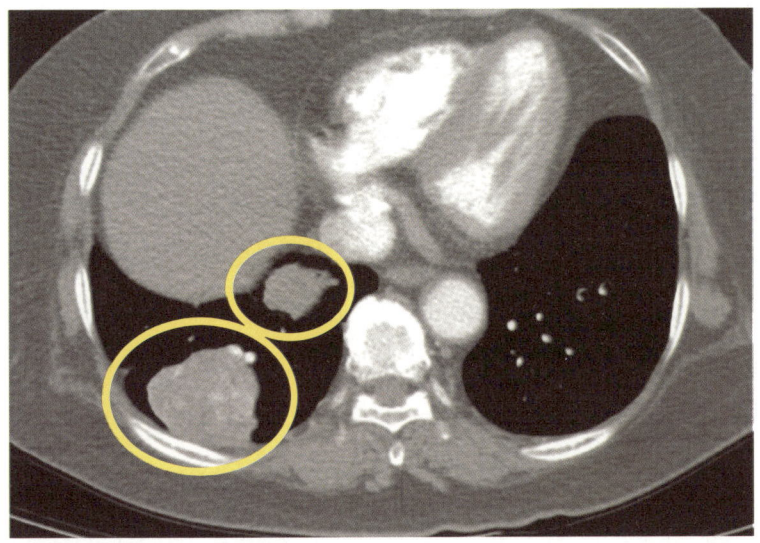

M1(CT, 수평면)

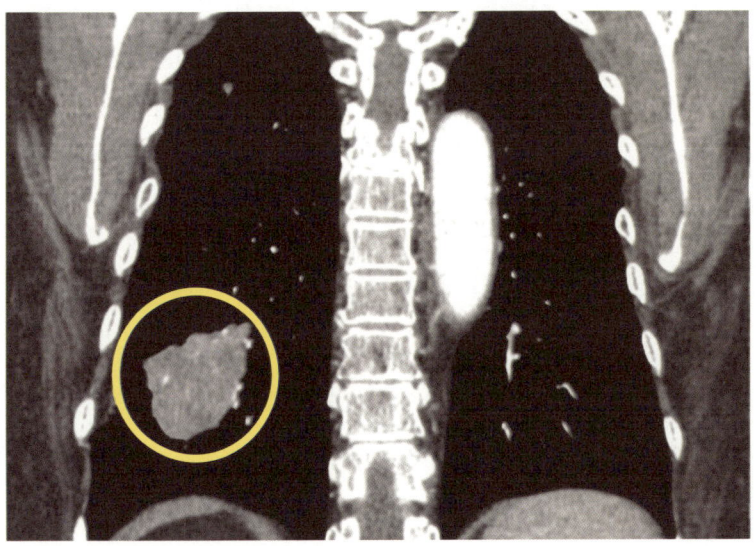

M1(CT, 관상면): 우측 폐의 전이 병소가 관찰된다.

2. 예후

신장암 환자의 예후를 예측할 수 있는 예후인자는 여러 가지가 있는데, 그중에서도 병의 진행 정도를 나타내는 종양의 병기가 가장 중요합니다. 신절제술 후에도 신생물딸림증후군(부종양증후군) 증상이 지속될 수 있으며, 수술 전 체중감소가 심한 경우 등에는 예후가 불량한 것으로 알려져 있습니다. 전이 또는 재발 신장암 환자에서는 환자의 활동성, 수술 후 무병기간, 신절제술 시행여부, 타 장기로의 전이 정도와 전이 부위 등의 임상적 소견과 함께, 혈중 칼슘농도, 혈중 젖산 탈수소효소(LDH)농도, 혈소판 수치, 빈혈 유무 등의 검사실 소견이 예후와 관련 있습니다.

또한 환자의 예후와 관계가 있는 병리조직학적 소견으로는 종양의 크기, 종양의 세포분화도, 육종양형종양 유무, 종양괴사의 정도, 부신침범유무, 종양혈전의 정도와 혈관침범 유무, 미세혈관 밀도 등이 있습니다. 그리고 무엇보다도 가장 중요한 것은 림프절 침범, 신장, 부신, 요관을 싸고 있는 막 외부까지의 침범, 인근 장기로의 침윤 유무 등의 병리학적 병기입니다. 최근에는 신장암 환자의 보다 정확한 예후예측을 위해 병리학적, 임상적, 분자생물학적 지표를 종합하여 예후를 예측할 수 있는 다양한 예후인자 결합 모델이 제시되고 있습니다.

병기별 생존률은 다음과 같습니다.

병기	5년 생존률
I	81 ~ 97%
II	75 ~ 83.6%
III	53 ~ 63.5%
IV	8 ~ 42.3%

Cf) Choi YD, et al. 대한비뇨기종양학회지. 2007;5(3):113-121.
American Cancer Society. Retrieved from https://www.cancer.org/cancer/types/kidney-cancer/detection-diagnosis-staging/survival-rates.html

3. 신장암의 분화도 등급(ISUP Grading System)

대부분의 암은 현미경으로 조직 분화도를 평가했을 때 세 가지로 나누는 것이 일반적입니다(좋음, 중간 정도, 나쁨). 분화도는 암이 얼마나 정상 조직과 비슷하게 분화했는지를 나타내는데, 분화도가 좋을 수록(정상 조직에 비슷하게 보입니다) 예후가 좋습니다.

신장암에서 사용되는 분화도 등급 체계는 과거에는 Fuhrman(퍼먼) 등급이 가장 널리 사용되었으나, 최근에는 ISUP(International Society of Urological Pathology) 등급 체계가 국제적인 표준으로 자리잡았습니다.

ISUP 등급은 암세포의 핵소체(nucleoli)의 크기와 명확한 관찰 가능 여부를 기준으로 1등급부터 4등급까지 구분되며, 이는 병리학적으로 암세포의 '분화도(differentiation)'를 반영합니다.

여기서 분화도란, 암세포가 정상 세포를 얼마나 닮아 있는지를 나타내는 지표로, 분화도가 높을수록(=정상에 가까울수록) 예후가 좋고, 분화도가 낮을수록(=정상과 유사성이 적을수록) 예후가 나빠지는 경향이 있습니다.

즉, ISUP 등급이 높다는 것은 분화도가 낮고, 그만큼 세포의 악성도가 높으며, 재발 가능성이나 전이 위험도 증가함을 의미합니다. 실제로 등급이 올라갈수록 세포핵은 비정형적으로 변형되고, 핵소체는 점점 커지고 더욱 뚜렷하게 관찰됩니다.

이러한 변화는 신장암의 병리학적 평가에서 예후를 예측하는 데 중요한 독립 인자로 간주됩니다.

아래 표는 분당서울대병원에서 수술을 받은 신장암 환자들의 자료를 분석한 결과입니다. 가장 예후가 좋지 않은 4등급 암세포를 가진 환자가 전체의 11.5%를 차지했습니다. 또한 병이 더 진행된 상태일수록 4등급 암세포가 나올 확률이 높아지는 경향이 보였습니다.

이 말은, 암세포의 성질이 나쁜 경우(4등급)에는 빠르게 자라서 이미 진행된 상태에서 발견될 가능성이 높다는 것을 뜻합니다. 쉽게 말해, 암세포가 더 공격적인 경우에는 병이 더 많이 진행된 뒤에 발견될 수 있다는 의미입니다.

분당서울대병원 신장암 (투명세포암과 유두세포암) 악성도 분포 (2025.04 기준)

ISUP 등급	pT1a (≤4cm)	pT1b (4-7cm)	pT2 (〉7cm)	≥pT3	TOTAL
1	83 (2.8%)	10 (1.2%)	2 (1.0%)	1 (0.2%)	96 (2.1%)
2	1363 (47.5%)	250 (30.5%)	36 (17.6%)	72 (12.1%)	1,721 (38.3%)
3	1324 (46.1%)	439 (53.5%)	112 (54.9%)	282 (47.6%)	2,157 (48.1%)
4	102 (3.6%)	121 (14.8%)	54 (26.5%)	238 (40.1%)	515 (11.5%)
TOTAL	2,872	820	204	593	4,489

어떤 사람에게 더 나쁜 등급의 암이 생기는지 개인이 조절하거나 예측하기 어렵습니다. 유전적인 요인이나 세포 내 돌연변이처럼 운명처럼 주어지는 부분도 있기 때문입니다. 그래서 더더욱 정기적인 건강검진과 조기 진단이 중요합니다. 암이 일찍 발견되면 등급이 다소 높더라도 치료 성과가 훨씬 좋아질 수 있기 때문입니다.

자료를 보면 알 수 있지만 다행히 4등급의 분화도 환자는 많지 않으며 대부분의 환자들이 2등급이나 3등급에 속합니다. 4등급의 환자 비율은 보통 10% 정도로 알려져 있습니다만, 이 연구에서는 2.3%로 적은 비율을 보입니다.

이는 이 연구자료가 수술을 할 수 있었던 상대적으로 전신 상태가 좋았던 환자들을 대상으로 했기 때문입니다. 암이 많이 진행하여 수술을 하지 못하는 환자들에서는 4등급에 해당하는 사례가 많습니다.

참고문헌: Jeong W, Rha KH, Kim HH, Byun SS, et al. Comparison of laparoscopic radical nephrectomy and open radical nephrectomy for pathologic stage T1 and T2 renal cell carcinoma with clear cell histologic features: a multi-institutional study. Urology 2011 Apr;77(4):819-24.

4. 전이성 신장암의 위험 점수표

전이성 신장암 환자의 예후를 평가하기 위해 환자의 여러 가지 임상 지표를 종합하여 3개의 그룹으로 분류합니다. 이러한 분류는 환자에게 적절한 약제를 선택하는 데 있어 중요한 기준이 되며, 현재 가장 널리 사용되는 시스템은 IMDC (International Metastatic RCC Database Consortium) 분류 체계입니다. IMDC 예후인자(prognostic risk factors)라고 하며, 총 6개의 위험인자(전신 상태, 빈혈, 고칼슘혈증, 진단 후 1년 내 치료 시작, 백혈구 증가, 혈소판 증가) 중 몇 가지를 가지고 있는지에 따라 다음과 같이 3개의 군으로 나뉩니다. 위험인자가 하나도 없을 경우 양호군(favorable group), 1~2개일 경우 중간군(intermediate group), 3개 이상일 경우 불량군(poor group)으로 분류합니다. 이 체계는 환자의 예후를 예측하는 데 도움을 줄 뿐 아니라, 신약 임상시험에서도 위험인자가 비슷한 환자들을 고르게 배정하기 위해 널리 사용됩니다.

참고문헌: Motzer RJ1, Bacik J, Schwartz LH, Reuter V, Russo P, Marion S, Mazumdar M. Prognostic factors for survival in previously treated patients with metastatic renal cell carcinoma. J Clin Oncol. 2004 Feb 1;22(3):454-63.

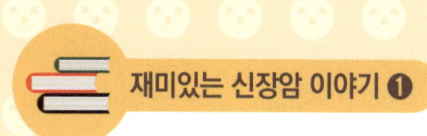
재미있는 신장암 이야기 ❶

아니, 왜 암이 아니에요?

신장암으로 의심되어 수술을 통해 종양을 제거했을 때, 모든 종양이 암으로 진단되는 것은 아니다. 최종 수술 후 병리조직검사에서 암이 아닌 양성 종양으로 나오는 비율은 10~30% 정도로 보고 된다. 이렇듯 악성 암으로 진단되지 않을 경우 가장 흔한 양성종양은 혈관지방근육종이다. 이 종양은 이름 그대로 혈관, 지방, 근육 성분이 뭉쳐서 혹(종양)을 형성하는 것이다. 특히 여성 환자에서 이 종양이 발견되는 경우가 많아 여성호르몬과 관계 있지 않을까 하고 추정해보지만, 발생하는 원인과 기전에 대해서는 아직까지 정확히 알려져 있지 않다.

신장암에 대한 수술은 특이하게 수술 전 조직검사를 통해서 암인 것을 확진하지 않고 바로 수술에 들어가는 경우가 대부분이다. 이는 수술 전 영상검사를 통해 신장암일 확률이 크다고 판단하면 굳이 조직검사까지 할 필요가 없다고 보는 견해가 우세하기 때문이다. 조금 더 구체적으로 살펴보자면 조직검사가 100% 정확하지 않다 는 이유를 들 수 있다. 또한 조직검사를 위해 바늘을 사용하는데, 바늘이 지나는 통로를 통해서도 드물게는 암이 퍼질 수 있기 때문이다.

때로는 조직검사 후 수술을 시행하게 되면 신장 주위로 피가 나서 장기의 윤곽이 흐트러지고 유착이 생겨 수술을 아주 힘들게 하는 경우가 있다. 또한 종양의 크기와 위치에 따라 조직검사가 힘든 경우도 있다. 신장종양을 두고 보면서 관찰만 하다 보면 자칫 종양이 암일 경우에는 치료 시기를 놓쳐 전이하게 되고, 결국 완치가 힘들 수도 있다. 또한 양성 암이기 때문에 매년 추적검사를 해야 하는 점을 고려한다면 신장암이 강하게 의심될 때는 수술을 추천하게 된다. 결국은 이러한 신종양에 대한 치료 경험이 많을수록 수술 전에 종양이 양성인지 악성 암일 가능성이 높은지에 대해 정확하게 구분할 수 있게 된다.

실제 미국의 유수한 센터에서도 수술 후 양성이 나오는 확률이 13.3%일 정도로 높지만, 필자가 수술한 2,269명의 환자 중 양성으로 나오는 비율은 전체에서 6.3%일 정도로 상대적으로 낮은 비율을 보이고 있다. 이는 그만큼 분당서울대병원 영상의

재미있는 신장암 이야기 ❶

학과와 비뇨의학과의 우수성을 보여주는 결과라고 볼 수 있다. 역설적으로 신장암을 의심하고 수술했는데 최종 조직검사결과가 양성으로 나올 때 환자들의 반응이 극과 극일 때가 있다.

통상 암으로 확진되지 않은 경우에 대부분의 환자들은 감사해한다. 아무리 초기암이어도 가능성은 작지만 재발의 위험이 있기 때문에 신경 쓰이는 것은 어찌할 수가 없다. 또한 평생을 관리해야 한다는 부담감도 존재한다. 하지만 암이 아니면 보험금 수령이 어려워 이를 아까워하는 환자들도 있다. '경제적으로 어려우면 그런 경우도 있겠지'라고 생각을 해 보지만 씁쓸함을 금할 수 없다.

예전에 한 환자는 다른 병원에서 신장암 의심 하에 개복수술을 통해 한쪽 신장을 모두 제거했는데, 최종 결과에서 암으로 나오지 않아 굉장히 억울해했다. 그리고 진료가 잘못된 것은 아닌지 필자에게 자문해왔다. 이러한 경우 의학적으로 잘못된 진료는 아니지만, 환자 입장에서는 억울한 생각이 들 수도 있겠다는 생각을 해 본다.

그래서 필자는 작은 종양에 대해서는 어떻게 하든 부분 신절제술을 통해 신장 전체를 제거하지 않으려고 노력한다. 이것은 다빈치 로봇장비, 로봇용 초음파, 3-D 모델 제조 등을 통해 가능한데 이러한 장비를 갖추고 수술할 수 있는 여건이 주어진 것에 항상 감사하는 마음이다.

참고문헌: Johnson DC, et a. Preoperatively misclassified, surgically removed benign renal masses: a systematic review of surgical series and United States population level burden estimate. J Urol. 2015;193:30-5

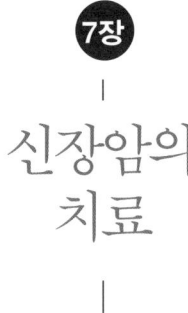

신장암의 치료

1. 관찰

　신장암 환자에게 수술을 대체할 수 있는 치료법으로 '적극적 관찰(Active Surveillance)'과 '기다리는 관찰(Watchful Waiting)'이라는 두 가지 접근법이 존재합니다. 이 두 방법은 종양을 즉시 치료하지 않고 관찰하는 방식입니다.

　적극적 관찰은 주로 4cm 이하의 작은 신장암에 적용됩니다. 이 방법은 수술을 즉시 진행하지 않고, 초음파, CT, MRI와 같은 검사를 정기적으로 실시하여 종양의 크기 변화나 이상 여부를 모니터링하는 것입니다. 명확한 치료 개시 기준은 없지만, 종양이 급격히 성장하거나 4cm 이상일 때 수술 또는 치료를 시작합니다. 이 접근법은 고령이거나 신체가 약해 수술이 부담스러운 환자에게 적합합니다. 작은 신장암은 대개 성장 속도가 느리므로, 상태를 확인하며 기다리는 것이 가능합니다. 적극적 관찰 기간 동안 환자들은 생활습관 관리, 균형 잡힌 식단 유지, 규칙적인 운동과 같은 건강관리를 병행하여 신체 상태를 최적으로 유지하는 것이 권장됩니다. 또한 환자와 의료진 간의 지속적인 소통과 신뢰 형성이 필수적입니다.

반면 기다리는 관찰은 보다 완화된 방식입니다. 이 경우 정기적인 검사를 진행하지 않고 종양을 그대로 두며, 환자가 불편함을 호소하거나 증상이 나타날 때만 대응합니다. 구체적으로, 환자가 통증을 느끼거나 문제가 발생했을 때 병원을 방문하여 확인하고 치료 여부를 결정합니다. 이 방법은 건강 상태가 극도로 취약하여 수술은 물론 적극적인 치료조차 어려운 환자에게 적합합니다. 특히 신장암보다 다른 질환이 더 큰 위험 요인일 때 선택됩니다. 기다리는 관찰을 진행할 경우, 환자 및 보호자가 증상의 변화를 신속히 인지하고 의료진에게 알릴 수 있도록 평소 환자의 상태를 주의 깊게 살피는 것이 중요합니다. 또한 증상 악화 시 신속한 의료 접근성을 확보할 수 있도록 사전에 의료진과의 협력 체계를 마련하는 것이 필요합니다.

이러한 접근법이 활용되는 이유는 작은 신장암의 경우 성장

속도가 빠르지 않고, 전이 가능성이 낮기 때문입니다. 또한 고령이거나 신체가 약한 환자에게 수술은 오히려 위험을 초래할 수 있어 관찰이 더 안전한 대안이 될 수 있습니다.

결론적으로 적극적 관찰은 '정기적으로 확인하며 기다리는' 방식이고, 기다리는 관찰은 '문제가 발생할 때까지 두는' 방식입니다. 두 접근법 모두 환자의 상태에 따라 신중히 선택됩니다.

2. 수술

2-1. 근치적 신절제술(radical nephrectomy)

신장암이 다른 곳으로 전이되지 않고 신장에만 국한되어 있다면 신장을 제거함으로써 완치시킵니다. 근치적 신절제술에서 근치적이라는 말은 종양을 포함하여 신장을 완전히 제거하여 근본적으로 치료한다는 의미로 신장과 주위 조직을 포함해 광범위하게 제거한다는 의미입니다.

수술 방법은 다음과 같은 것이 있습니다.

1) 전통적 개복술: 옆구리나 복부에 10~15cm 정도 절개하고

수술하는 방법입니다. 아직까지 종양이 큰 경우에 많이 사용하는 방법입니다.

2) 복강경 수술: 복부에 몇 개의 복강경 포트 구멍만 내어서 진행하는 수술로 수술 후 신장이 나올 만큼만 피부를 작게 절개한 후, 신장을 제거하는 방법입니다. 절개창이 적어 흉터가 적게 남고 수술 후 통증이 적어 빨리 회복되는 장점이 있습니다. 단점으로는 수술을 배우는 데 시간이 걸려 숙련된 의사만이 사용합니다(학습곡선이 길다라고 표현합니다). 최근에는 복강경 수술의 일종인 로봇장비의 도움을 받아서 수술하는 경우가 늘고 있습니다. 로봇보조수술은 기존 복강경 수술보다 수술하는 의사가 확대된 시야와 3-D 시야에서 사람의 손처럼 움직이는 로봇팔을 이용해 편하고 신속하게 수술할 수 있다는 장점이 있습니다. 하지만 아직 건강보험 적용이 되지 않아 별도의 비용을 환자가 부담해야 하는 단점이 있습니다.

수술 후 부작용은 일반적인 수술에 따른 합병증인 출혈, 감염, 수술 후 통증과 함께 장폐색, 기흉 등이 발생할 수 있습니다.

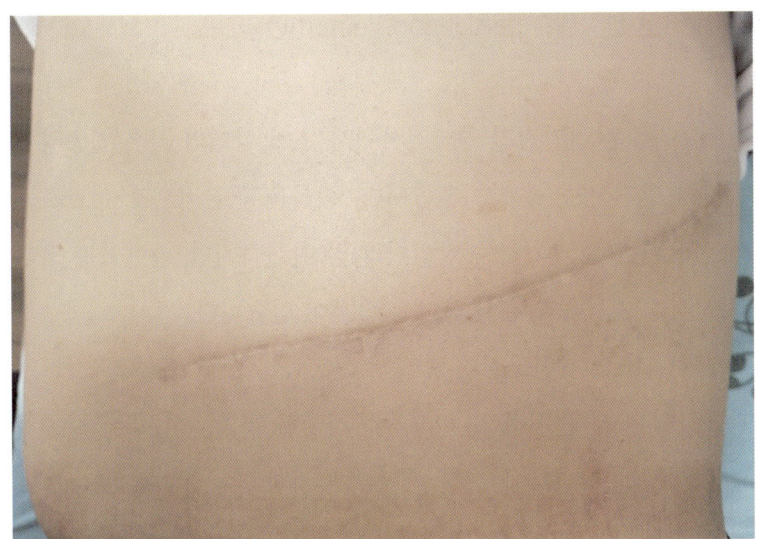

1) 개복수술 후의 상처: 우측 옆구리에 약 20cm의 반흔이 관찰된다.

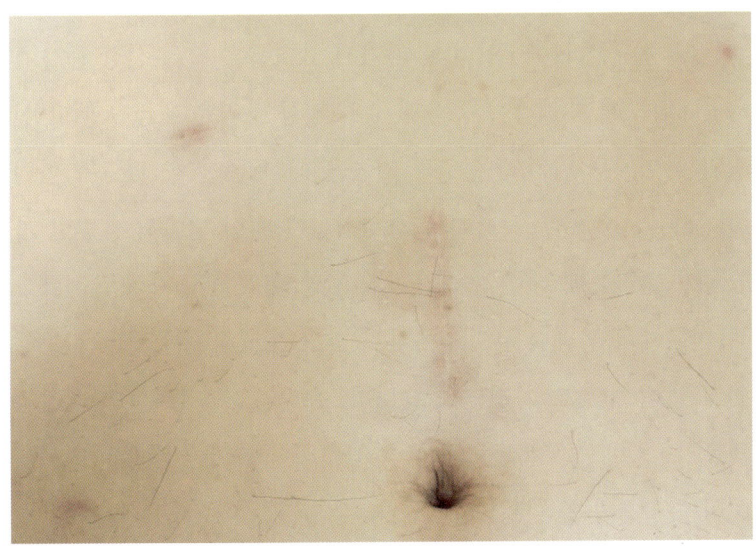

2) 복강경 수술법 중 로봇수술 후의 상처: 반흔을 찾기 힘들다.

2-2. 부분 신절제술(partial nephrectomy)

요즈음은 건강검진 영상검사에서 초기 상태의 작은 신종양이 우연히 발견되는 경우가 흔합니다. 종양을 근본적으로 치료하는 데 신장 전체를 제거하는 방법이 가장 확실하지만, 남아있는 하나의 신장이 기능을 다해야 한다는 단점이 있습니다.

최근 중요한 연구결과 중에는 신장암에 대한 수술 후 장기간 관찰하였을 때 근치적 신절제술을 시행한 환자들이 부분 신절제술을 시행받은 환자에 비해 심혈관계 사망률이 증가한다는 것입니다. 즉 남아 있던 신장 하나가 충분한 기능을 하지 못하는 환자가 상대적으로 많아지면서 신장암이 아닌 다른 사망 원인으로 사망률이 증가한다는 것입니다. 따라서 요즈음은 작은 신장 종양(특히 4cm 이하)에 대해서는 종양과 주위 정상 조직을 조금만 떼고 신장의 나머지는 남겨 둠으로써 기능을 더 보존할 수 있도록 합니다. 물론 신장 일부를 남겨 둠으로써 신장암이 남아서 재발할 가능성이 많다는데 대한 우려가 있었지만 현재는 근치적 신절제술과 비교해서 암재발률에 차이가 없다고 보고되면서 작은 신종양의 표준적 치료로 자리 잡았습니다. 유럽비뇨의학과학회 신장암 치료지침서에는 부분 신적출이 가능하다면 크기에 관계없이 시도하라는 지침이 있을 정도입니다.

부분 신절제술은 근치적 신절제술에 비해 훨씬 난이도가 높습니다. 신장은 혈액을 거르는 기능을 하기 때문에 굵은 혈관이 들어오고 나갑니다(신동맥, 신정맥). 부분 신적출을 위해 신장 종양을 절제하고 남겨진 신장 부분을 봉합할 때, 신장 혈관을 수술용 집게(겸자)로 잡아 피가 일시적으로 통하지 않게 한 상태에서 수술이 진행됩니다. 피가 오랫동안 통하지 않으면(허혈시간이 길다고 합니다) 신장을 부분 절제하고 나머지 신장을 살려 놓아도 기능이 망가져 버릴 수 있어서 수술을 빨리 끝내야 합니다. 통상 피가 통하지 않는 시간을 30분 내로 줄이라고 되어 있고 요즈음은 더 줄이려는 시도가 활발합니다. 이러한 허혈시간 제한이 있어서 이 수술은 비뇨의학과 의사들에게 스트레스가 많이 가해지는 수술입니다. 이 수술도 개복술과 복강경 수술로 시행할 수 있습니다.

1) 개복술: 근치적 신적출과 같은 방법으로 절개합니다. 주로 복부나 옆구리에 10~15cm 정도를 절개합니다.

2) 복강경: 개복술에 비해 구멍만 몇 개 내어서 수술하기 때문에 미용적으로 우수하고 수술 후 통증이 적어 빠른 회복을 보입니다. 특히 근치적 신절제술에 비해 부분 신절제술에는 종양 조직을 꺼내야 하는 절개창의 길이가 짧아도 되기 때문에 복강경의 장점이 더 강조됩니다. 하지만 부분 신절제술 자체가 힘든 수술이기 때문에 복강경으로 이 수술을 하는 것은 소

수의 의사들만 시행하고 있습니다.

2-1) 전통적 복강경: 복부에 구멍을 몇 개 내고 복강경 기구를 사용하여 수술합니다. 전통적 복강경 기구는 아래의 로봇수술에 비해 봉합하는 것이 어려워 허혈시간이 길다는 단점이 있습니다.

2-2) 로봇보조 복강경: 로봇보조 수술은 전립선암에 가장 도움이 되는 수술입니다. 최근에는 그 적용 범위가 점점 늘어가고 있는데 특히 신장의 부분적출술에 적용되는 경우가 많아졌습니다. 이는 전통적 복강경에 비해 로봇보조 시스템은 **훨씬 선명하고 확대된 3-D 입체 시야를 보여줄 뿐만 아니라, 종양 제거 후 남은 신장에 대한 봉합도 훨씬 용이하여 허혈시간 단축에 많은 도움**을 주기 때문입니다. 단점은 아직 건강보험 적용 대상 수술이 아닌 만큼 비용 부담에 문제가 있다는 것입니다.

2-3) 로봇 단일공 부분 신절제술: 작은 구멍 하나만으로 로봇 팔을 넣어 -암 덩어리만 정교하게 떼어내고, 정상 신장 조직은 최대한 살리는 최신 수술 방법입니다. 기존의 로봇수술에 비해 흉터가 작고, 통증이 적으며, 회복이 빠른 것이 큰 장점입니다. 다빈치 SP라는 로봇 장비를 사용해 좁은 공간에서도 정

밀한 수술이 가능합니다. 다만, 단일공용 장비와 수술 경험이 많은 의사가 필요해서 모든 병원에서 가능한 것은 아닙니다. 작은 신장암에 대한 부분신절제술에 점점 적용이 늘어가는 수술입니다.

이러한 부분 신절제술은 미국에서도 적용하고 있는 의사가 많지 않고, 일부 앞서가는 센터에서만 시행하고 있는 현실입니다. 우리나라 역시 같은 상황입니다. 하지만 최근 들어 점점 부분 신절제술의 적용 케이스가 증가하고 있고, 특히 로봇을 이용한 부분 신절제술이 점점 확대되고 있습니다.

부분 신절제술 후 암이 재발하는지도 잘 보아야 하지만 남겨둔 신장이 기능을 잘 하는지도 살펴봐야 합니다. 물론 다른 쪽의 신장기능이 정상이라면 수술한 쪽의 기능이 생각보다 좋지 않아도 환자가 느끼는 불편함이나 일상 생활에 지장을 초래하지는 않습니다.

부분 신절제술 후에는 일반적인 수술합병증 외에, 수술 후 일정 시간이 지나 발생하는 출혈(지연 출혈), 소변이 밖으로 세는 현상(요 누출), 소변이 고여 생기는 주머니처럼 된 덩어리(요종) 등이 발생할 수 있습니다.

다음 영상들은 실제 다른 병원에서 신장을 모두 제거하자는 이야기를 들었지만, 필자가 로봇 부분 신절제술로 신장의 기능을 살린 경우입니다.

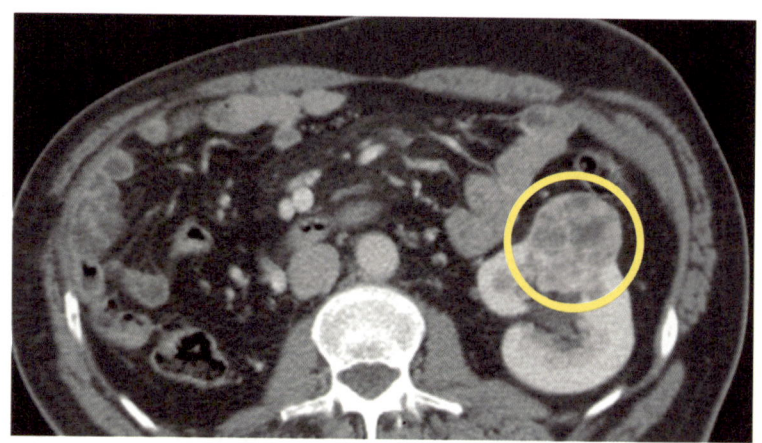

좌측 단일신 환자(CT, 수평면)

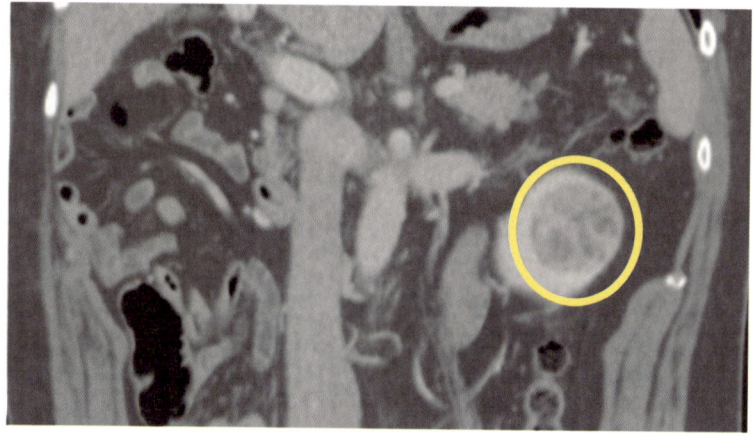

좌측 단일신 환자(CT, 관상면): 부분 신절제술이 실패할 경우, 여생 동안 투석을 지속하여야 한다.

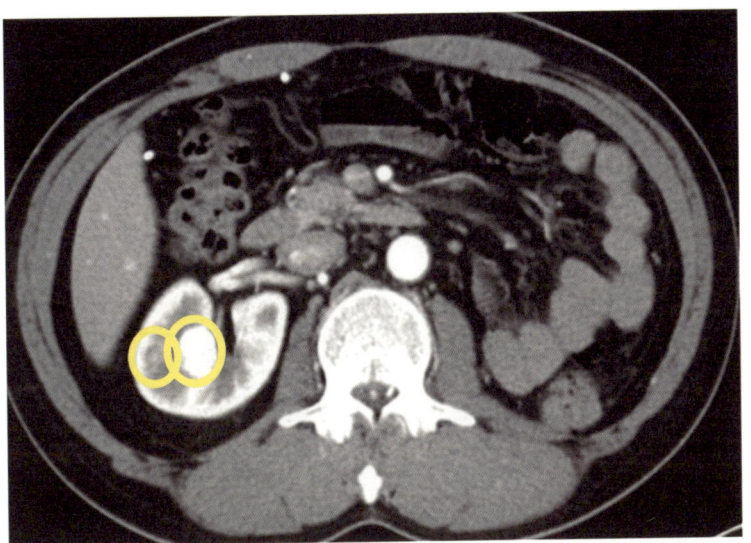

우측 신장의 다발성 종양(CT, 수평면)

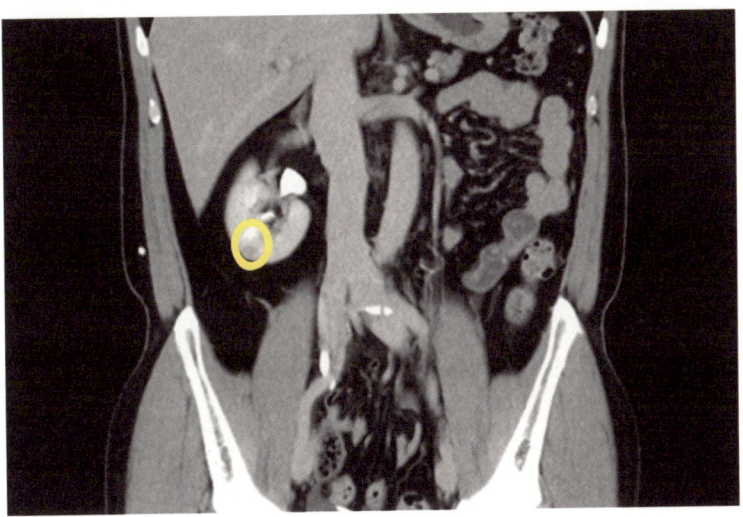

우측 신장의 다발성 종양(CT, 관상면): 다발성 종양의 경우, 허혈시간을 단축시키지 않으면, 신장기능의 소실이 올 수 있다.

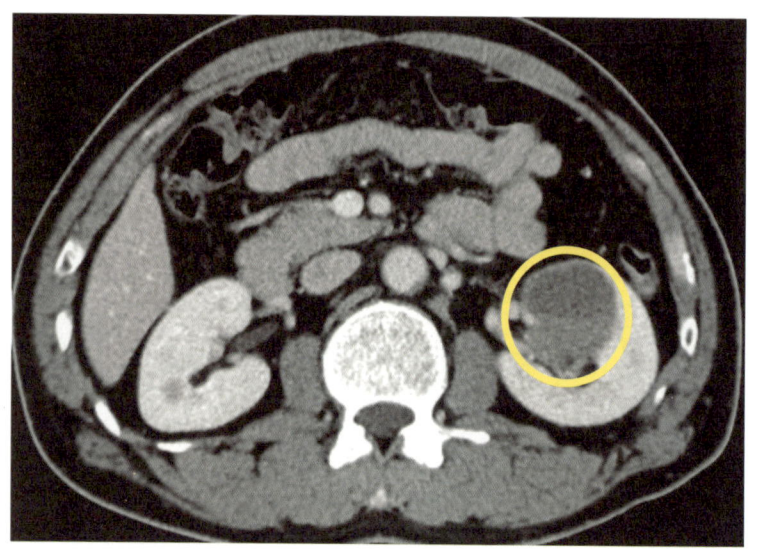
좌측 신문부 종양(CT, 수평면)

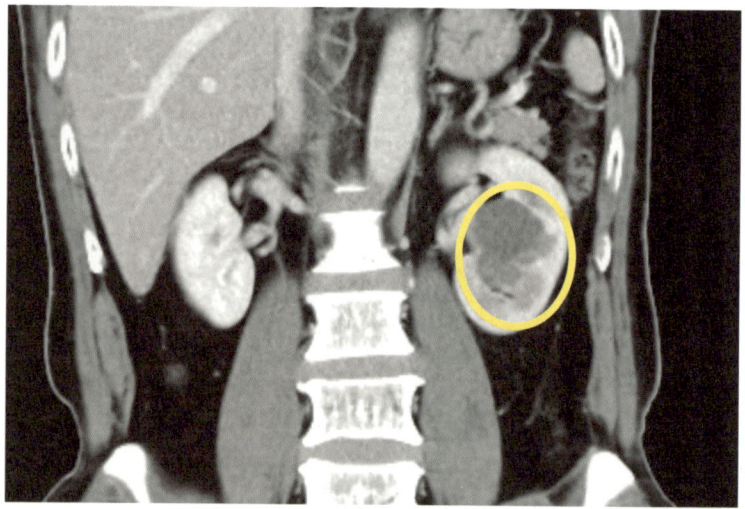
좌측 신문부 종양(CT, 관상면): 신장 동맥 또는 정맥과 접해 있을 경우, 혈관 손상에 각별히 주의하여야 한다.

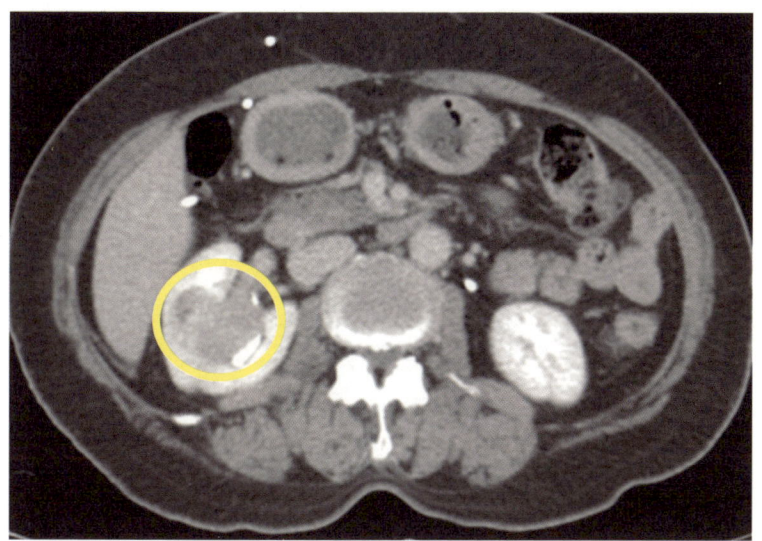

우측 내장성 종양(CT, 수평면)

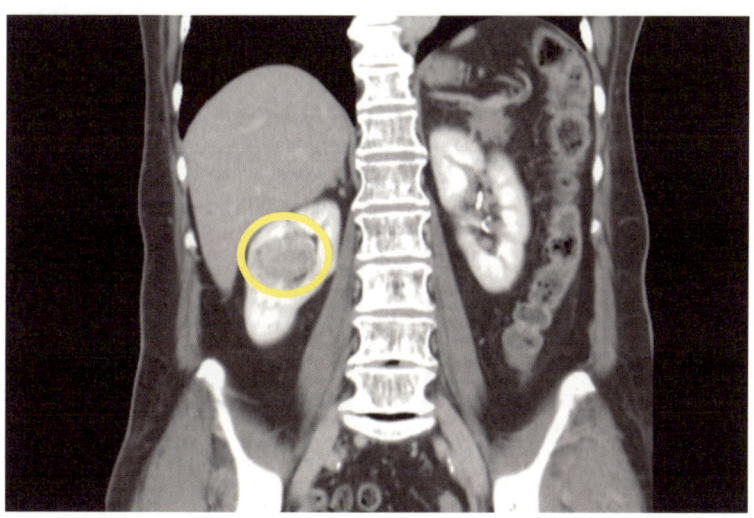

우측 내장성 종양(CT, 관상면): 내장성 종양의 경우, 병변의 위치를 정확히 파악하는 것이 중요하다. 그렇지 않을 경우, 종양이 손상을 받거나, 남아 있을 가능성이 커진다. 로봇수술용 초음파가 도움이 된다.

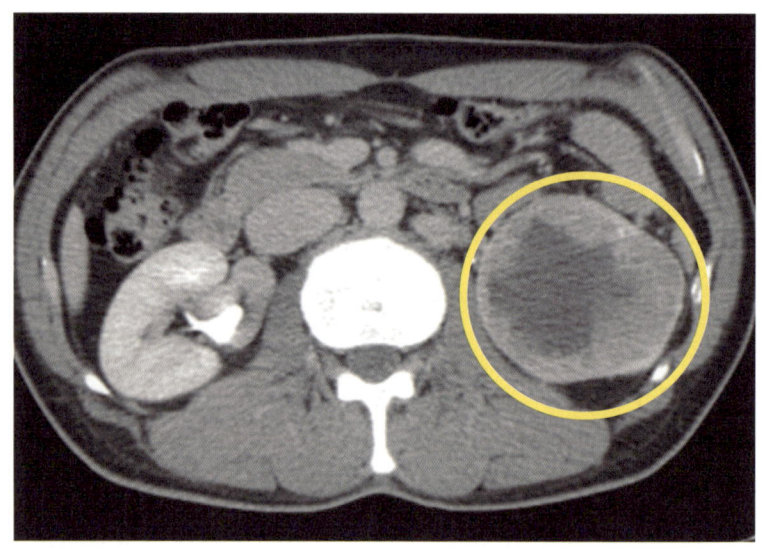

좌측 신장의 거대 종양(CT, 수평면): 신장암

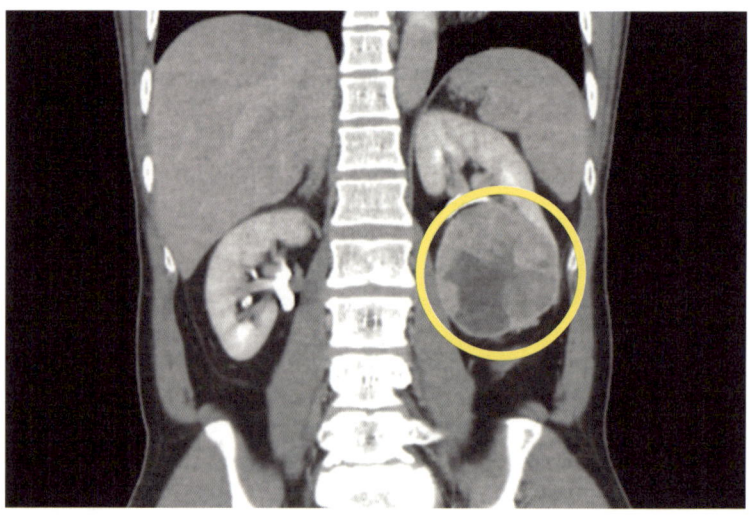

좌측 신장의 거대 종양(CT, 관상면): 신장암

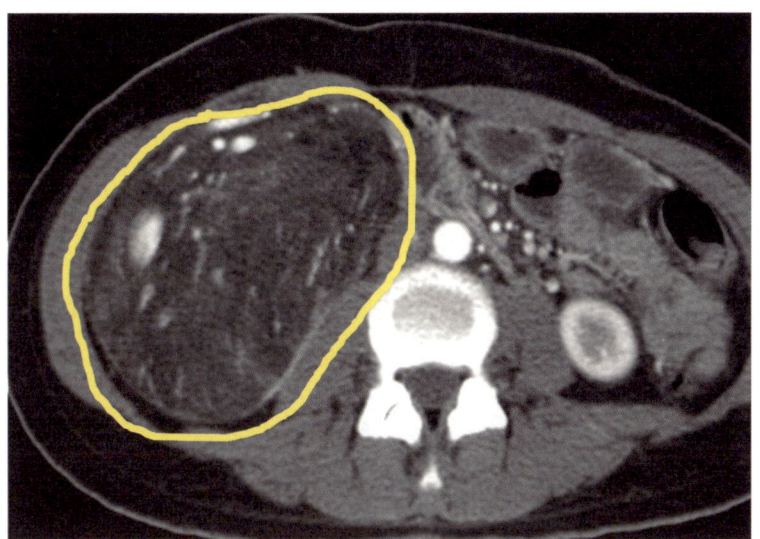

좌측 신장의 거대 종양(CT, 수평면): 혈관근육지방종

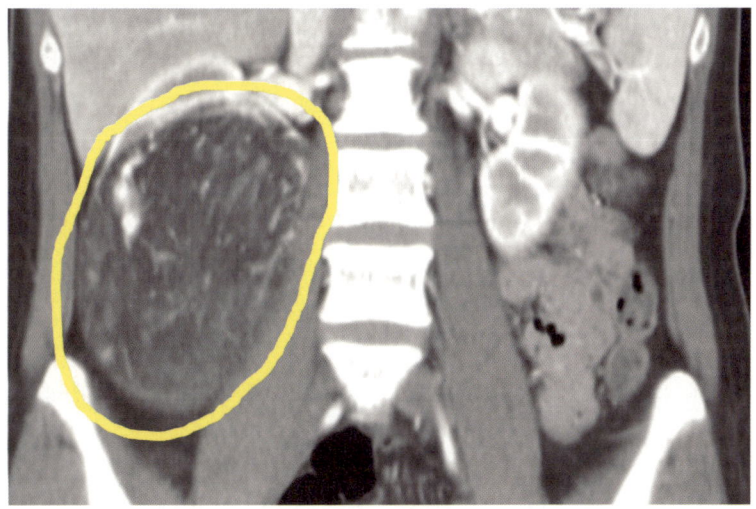

좌측 신장의 거대 종양(CT, 관상면): 혈관근육지방종은 양성 종양이나, 증상을 동반하는 4cm 이상 종양의 경우 수술적 치료가 필요한 경우가 있다.

2-3. 세포감퇴 신절제술(cytoreductive nephrectomy)

신장암(RCC)이 이미 다른 곳으로 퍼져 버린 경우에는 병기가 4기로 분류되고 완치될 가능성도 매우 낮아집니다. 일반적으로 암이 다른 장기로 전이하면 암이 발생한 신장을 수술로 제거하더라도 전이된 부분에는 암이 남아 있어 완전히 제거되지 않기 때문에 수술적인 치료를 하지 않습니다. 하지만 신장암의 경우에는 다른 곳에 전이해도(즉, 4기여도) 신장암이 있는 신장 절제 수술을 하는 경우가 많습니다. 이를 세포감퇴 신절제술이라고 이야기합니다. 용어를 풀이하자면 암세포의 수를 줄이는 수술이라는 의미입니다 (cytoreductive surgery, cyto-: cell 세포를 의미, reductive: reduction, 감소를 의미). 암세포가 가장 많은 신장을 제거한 후 전이된 부분에 대해서만 항암제를 사용하면 전체적인 암세포 수가 줄어들어 항암제 치료 효과가 우수할 것으로 기대합니다.

전이성 신장암에 대한 세포감퇴 수술을 하는 근거는 다음과 같습니다.

1) 증상 제거: 신장암에 의해 나타나는 증상을 수술로 없애 줄 수 있습니다. 심한 혈뇨, 통증 등이 수술로 없어집니다.

2) 면역기능 회복: 신장 자체에 남아 있는 암세포에서 분비되는

여러 가지 물질들이 환자의 면역기능을 약하게 하는데 수술로 암세포 수를 줄여, 면역기능 회복에 도움이 되도록 합니다.

3) 전이 촉진 인자 제거: 신장 자체에 남아 있는 암세포는 다른 장기로 전이하려는 물질을 지속적으로 분비합니다. 신장암을 제거함으로써 새로운 전이를 줄여 줄 수 있습니다.

4) 신생혈관 촉진 인자 제거: 신장암에서 분비되는 물질 중에는 새로운 혈관(암세포가 자라는 데 필요한 영양분을 공급하기 위한 혈관)이 만들어지도록 하는 것이 있습니다. 이러한 것을 수술로써 줄여 준다는 의미입니다.

5) 수술 기법의 발달로 인한 빠른 회복: 수술을 하게 되면 체력 저하가 오고 어느 정도 회복되어야만 항암제를 사용할 수 있습니다. 요즈음 복강경 수술 등의 수술 기법이 발달하면서 예전에 비해 회복 속도가 훨씬 빨라졌고 수술 후에는 항암제를 조기에 투여 받을 수 있습니다. 전통적인 개복수술도 마취, 수술법 및 수술 후 관리법 등이 예전에 비해 좋아짐으로써 수술 후 빠른 회복을 기대할 수 있습니다. 수술 후 회복이 더 디면 항암제를 사용하는 시기가 지체됨으로써 환자의 예후를 더 좋지 않게 할 수도 있습니다. 하지만 최근 수술법과 수

술 후 관리법이 발달하면서 빠른 회복이 가능해졌고, 항암제를 시작하는 시기가 너무 지체되지 않아 결과적으로 수술의 장점을 살릴 수 있습니다.

세포감퇴수술은 2000년도 초중반에 많이 사용하던 면역치료법에서 신장적출술을 받았던 환자들이 암이 있는 신장을 남겨놓은 환자에 비해 예후가 좋다는 사실이 보고되었습니다. 이후로 전이성 신장암 환자들 중 수술이 가능한 경우에는 신장암이 있는 신장을 제거하는 방법이 예후에 보다 긍정적이라는 사실이 많이 받아들여지고 있습니다.

결론적으로 전이성 신장암에서도 신장을 제거할 수 있으면 제거한 후에 항암제를 사용하면 치료 반응이 더 좋다는 이야기입니다.

2-4. 전이암절제(metastasectomy)

신장암이 다른 곳으로 전이하면 예후가 좋지 않지만 전이된 부분을 신장과 같이 제거함으로써 완치를 시도하는 경우가 있습니다. 일반적으로 암은 전이가 되면 4기로 판단하고, 발생된 장기와 전이 장기에 대한 수술보다는 항암제로 치료하게 됩니다. 하지만 최근 신장암의 경우 암이 있는 신장을 제거하는 세포감퇴수술(cytoreductive surgery)이 많이 사용되고 있습니다. 이외에 전이 부분에 대한 절제도 가능한지에 대해 비뇨의학과의사들은 고민합니다.

신장암이 다른 장기로 퍼졌을 경우 다행히 퍼진 정도가 적어 한 군데로만 전이가 제한되어 있고, 그 병변이 수술로 제거가 용이한 경우라면, 수술하는 것이 좋습니다. 그렇게 되면 영상검사에서 보이는 암은 이론적으로 모두 없어지게 됩니다. 이 경우에는 추가로 항암제를 사용하지 않아도 됩니다. 요즈음은 한 군데보다 많은 2~3곳에 병변이 있어도 같이 제거를 시도하는 경우도 있습니다. 이렇게 전이암을 같이 제거하는 이유는 수술로서 완치 가능성이 있다는 점이 첫번째 이유입니다. 또 다른 이유는 좋은 항암제가 있어도 약제를 통해 생명 연장은 가능하지만 완치시킬 수 있는 확률은 떨어지기 때문입니다.

하지만 단일 병소가 아니고 여러 군데에 있는 경우 일반적으로는 수술을 권유하지 않는데, 이는 수술 범위가 넓어짐으로써 환자에게 많은 부담을 주고 영상에는 몇 군데이지만 실제로 눈에 보이지 않는 미세 병소들이 보이지 않다가 뒤늦게 나타나는 경우가 많기 때문입니다.

이러한 전이암절제에 대해서는 고려해야 할 점이 많고 이견도 많아서 담당 의사와 잘 상의해서 결정해야 합니다. 결론적으로 현재 받아들여지는 확실한 전이암절제의 적응증은 단일 병변(single lesion)이며 제거가 가능한 위치에 있는 경우입니다.

2-5. 신장 절제술 후 주의사항

다음은 근치적 신장절제술이나 부분 신절제술 후 안내 사항으로 분당서울대병원 비뇨의학과에서 사용하고 있습니다.

- 상처의 회복 정도에 따라 실밥을 제거(통상 수술 후 7일째, 수요일 수술 받았으면 그 다음주 수요일에 제거)하고 퇴원하는 경우도 있고, 퇴원 후 외래에서 제거하는 경우도 있습니다. 녹는 실을 사용하여 별도의 실밥 제거 과정을 생략하는 경우도 있습니다.
- 수술 부위 감각이상은 2~6개월간 지속될 수 있습니다. 상당한 기간이 지나고 가끔 수술 부위의 경미한 불편감을 호소하는 경우가 있습니다. 대부분 진통제가 필요할 정도로 심한 불편함을 느끼지는 않습니다.
- 복대는 상처 부위 회복을 위해 수술한 날로부터 한달 정도 하는 것이 좋습니다. 복강경 수술이나 로봇보조 부분 신절제술을 받은 환자들의 상처는 크기가 작아 복대를 꼭 할 필

요는 없으나 복대를 착용하는 것이 몸에 편하게 느껴진다면 사용하는 것을 추천합니다.
- 실밥을 제거하고 퇴원하는 분은 바로 샤워가 가능하며 통목욕(탕에 들어가는 목욕)은 한 달 뒤부터 가능합니다.
- 퇴원 후 집 주위 산책 같은 가벼운 운동은 가능하나 1개월 정도는 무리한 운동을 하지 않습니다.
- 특별히 제한해야 할 음식은 없습니다. 짜거나 매운 자극적인 음식은 피하십시오(짜게 먹거나 성분을 알 수 없는 한약, 건강보조식 등은 피하는 것이 좋습니다). 신장암의 위험인자에 비만이 있어서 과체중이나 비만인 분들은 몸무게를 점진적으로 조절하는 것이 좋습니다. 이를 위해 육류 섭취량은 줄이고 과일, 야채를 많이 섭취하도록 합니다.
- 통증 조절을 위해 진통제와 항소염제를 복용할 수 있으나 신장기능을 고려해야 합니다. 따라서 처방된 약으로 조절하고 이후 다른 약 처방이 더 필요한 경우에도 의사의 처방을 받아서 복용해야 합니다.
- 술, 담배는 염증을 유발할 수 있으므로 삼가합니다.
- 신장에 해가 되는 질환, 특히 고혈압과 당뇨는 조심해야 됩니다. 정기적으로 건강을 관리하는 것이 좋습니다.
- 복용을 중단했던 아스피린과 같은 혈전용해제는 수술한 날로부터 1~2주 후부터는 복용이 가능합니다. 이는 환자의

상태에 따라 달라질 수 있으므로 담당 의사와 상담 후 결정합니다.
- 예약된 날짜에 외래에 방문하여 진료를 받습니다.
- 기타 문의사항이나 응급 상황이 있을 때에는 병원으로 연락하거나 응급실로 갑니다.

3. 비수술 치료 방법

3-1. 방사선 치료

신장암은 방사선 치료가 효과적이지 않은 대표적 암입니다. 완치 목적으로 사용하지 않지만 다른 부위에 전이해서 통증을 일으킬 때는 이 부위에만 방사선을 쪼여서 통증 경감을 목적으로 사용하는 경우가 있습니다(고식적 치료, palliative treatment).

3-2. 고주파치료(radiofrequency ablation, RFA)

고주파치료는 신종양, 간종양 같은 연부조직 종양에 시행됩니다. 간암에서 많이 시술되는 치료였는데 신장암에서 일부 환자들에게도 적용됩니다. 특히 부분 절제술이 불가능한 경우 대체요법으로 시행되고 있습니다. 종교적 신념에 의한 수혈 거부(여호와의 증인 신도)와 고령의 환자, 전신 상태가 좋지 않아 마취가 힘든 환자군에서 고주파치료가 부분 신절제술을 대체할 수 있습니다.

병변이 있는 신장의 기능을 보존하는 방법 중의 하나로 초음파나 전산화단층촬영을 하면서 옆구리에 가느다란 침을 꽂아 시행합니다. 피부를 통한 치료가 어려우면 복강경하 고주파치료를 시행할 수도 있습니다.

고주파치료는 고주파로 인해 발생하는 열로 단백질에 변성을 일으켜 종양 조직을 파괴하는 방법으로 신장암이 있는 신장을 보존할 수 있을 뿐 아니라, 피부를 통해 바늘을 넣는 경피적 고주파치료의 경우 신절제술과 전신마취 등으로 인해 발생하는 합병증을 예방할 수 있다는 장점이 있습니다. 국소마취만으로 시행할 수 있는 방법이고 1박2일 정도의 입원을 요합니다. 하지만 수술에 비해 재발률이 높아서(약 10% 정도의 재발률을 보입니다) 제한된 환자에서 선택적으로 사용됩니다. 대부분 크기가 3cm 미만의 종양이면서 고주파 치료 바늘(탐침)이 쉽게 도달할 수 있는 부위의 종양에 대해 제한적으로 시행됩니다.

고주파파괴술 후 발생 가능한 합병증으로는 통증과 탐침 삽입 부위의 감각이상이 있으며, 신주위혈종, 일시적인 혈뇨, 신우요관이행부 협착, 간이나 장의 열손상 등이 있습니다.

3-3. 냉동요법(cryoablation)

냉동요법은 고주파치료처럼 수술이 아닌 방법으로 신장 종양을 조절하는 최소침습시술의 하나입니다. 신종양은 물론, 정상 신실질과 종양 경계 부위를 함께 파괴하면서 나머지 정상 신실질의 손상을 최소화하는 데 그 목적이 있습니다. 냉동요법에 이용되는 냉동 수술시스템은 아르곤 가스를 이용하여 냉동과정을 진행하고, 헬륨 가스를 이용하여 해동과정을 진행합니다. 즉 조직을 얼렸다가 녹였다가 하는 과정을 몇 차례 반복함으로써 종양이 파괴되는 것을 기대합니다. 냉동 요법에서 암세포가 죽는 주요 원인은 두 가지입니다. 첫째는 빠르게 얼릴 때 세포 안에 생기는 얼음 결정이 암세포를 직접 손상시키는 것이고, 둘째는 천천히 녹이는 과정에서 조직 내 작은 혈관들이 막히면서 암세포가 혈액 공급을 받지 못해 죽는 간접적인 손상입니다. 서구의 일부 병원에서는 전립선암에 냉동요법을 적용하기도 합니다. 이 방법은 이전의 고주파치료와 달리 전신 마취 후 복강경을 보면서 시행하는 경우가 많습니다.

냉동요법의 장점으로는 적은 출혈량을 비롯하여 적은 합병증 발생률과 수술 후 신기능의 보전 등이 있습니다. 그중에서도 특히 복강경하 냉동요법의 경우는 수술 후 평균 재원 기간이 짧고, 혈액 손실량도 적고, 합병증 발생률도 적습니다. 단점으로는 수술에 비해 재발률이 높다는 점이고 고가의 비용을 환자가 부담해야 합니다. 냉동요법의 부작용으로는 주위 장기 손상과 종양이 남는 경우 등이 있습니다.

3-4. 신동맥색전술(renal artery emobolization)

신장에 혈류를 공급하는 신동맥을 틀어 막아 혈류 공급을 차단하는 시술입니다. 신장암으로 증상이 있지만 수술이 힘들 때 증상 완화 목적으로 국소마취하에 영상의학과에서 시행됩니다. 주위 장기로의 침윤이 심해 종양절제가 불가능하거나, 동반된 다른 질환이나 고령 등의 이유로 수술의 대상이 되지 않거나, 또는 수술을 기피하는 환자에서 차선의 방법으로 선택할 수 있습니다. 신장암으로 인해 조절할 수 없는 통증이 있거나, 종양에서 심각한 출혈이 있거나, 신생물딸림증후군 등이 있을 때 시행합니다. 큰 종양의 경우에는 수술 전에 시행하여 수술 중의 과다한 출혈을 막고 수술 시간을 줄이기 위한 목적으로 사용하기도 합니다.

신장 색전술의 경우에는 출혈, 발열 및 통증, 조영제 과민반응, 색전증 등과 함께 복막(배 안을 감싸는 막)자극에 의한 구역 및 구토, 색전물질에 의한 타 장기의 허혈성 손상이 드물게 초래될 수 있습니다.

3-5. 항암제

전이성 신장암은 완치가 힘든 상황으로 수명 연장과 삶의 질 개선을 위해 항암제를 사용합니다. 약제 선택은 두 가지 요소를 고려해야 합니다. 신장암의 세포형태(아형)와 위험군 분류를 알아야 적절한 약제 선택이 가능합니다. 세포형태는 가장 흔한 투명세포암인지 비투명세포암인지를 구분하는 것입니다. 예후에 따른 위험군은 아래에 별도로 설명합니다.

(1) 전이성 신장암의 예후에 따른 위험군

전이성 신장암의 예후는 IMDC 기준 (International Metastatic RCC Database Consortium Criteria)의 위험 인자 개수에 따라 위험군을 크게 세 가지 (저위험군, 중위험군, 고위험군)로 구분합니다.

- 위험 인자

전신 수행 상태 < 80%

진단 후 1년 이내

헤모글로빈 < 정상치

칼슘 > 정상치

호중구 > 정상치

혈소판 > 정상치

전신수행상태는 카로노프스키 수행 상태 기준(Karnofsky Performance Status(KPS))을 사용합니다. 이는 환자의 전신 상태와 일상생활 수행 능력을 평가하기 위해 개발된 척도로, 주로 암 환자의 기능적 상태를 측정하는 데 사용됩니다. KPS는 0%에서 100%까지 10% 단위로 점수를 매기며, 점수가 높을수록 환자의 신체 기능과 자립도가 높음을 의미합니다. 이 척도는 1940년대에 David Karnofsky와 Joseph Burchenal에 의해 개발되었으며, 현재도 암 치료와 연구에서 널리 활용됩니다.

70% - 스스로 돌볼 수 있으나, 정상적인 활동 불가

환자는 개인적인 일상(예: 식사, 위생 관리)을 스스로 처리할 수 있지만, 직업적이거나 사회적인 활동(정상적인 일상 업무)을 수행할 수 없습니다.
질병 증상이 뚜렷해지며, 휴식이 더 필요합니다.

IMDC 위험군 분류	
위험군	위험 인자 개수
저위험군	0
중위험군	1-2
고위험군	3-6

(2) 진행성/전이성 투명세포암에서 위험군에 따라 권고되는 약제 선택

수년 전에는 수텐, 보트리엔트 등이 우선적으로 권고되는 약제였으나, 면역 항암제의 도입에 힘입어 신장암에서 1차 치료로서 권고되는 약제는 면역 항암제+표적 치료제 또는 면역 항암제+면역 항암제의 조합으로 변경되었습니다. IMDC 위험군에 따라 우선적으로 권고되는 치료법을 정리하면 다음과 같습니다.

1) 투명세포암 중간군/불량군에서 우선적으로 권고되는 치료

약제	무진행생존기간 (개월)	전체생존기간 (개월)	객관적 반응률 (%)	보험 여부
옵디보+여보이	12.4	52.7	39	O
옵디보 + 카보메틱스	15.7	47.2	60	X
키트루다 + 인라이타	16.4	46.5	56	X
키트루다 + 렌비마	23.9	53.7	71	X

객관적 반응률(Objective Response Rate, ORR)은 항암제 치료 후 종양 크기가 감소(완전 관해 또는 부분 관해)한 환자의 비율을 의미합니다. 부분 관해는 종양의 크기가 30%이상 줄어들었으나 완전히는 없어지지 않은 상태를 의미합니다.

전체적으로 객관적 반응률은 면역 항암제+표적 치료제 (인라이타+키트루다, 카보메틱스+옵디보, 렌비마+키트루다)에서 우수하나 전체 생존 기간은 면역 항암제+면역 항암제 (옵디보+여보이)에서 가장 긴 것을 알 수 있습니다. 한가지 데이터를 더 살펴보자면, 치료 초기 질병 진행을 경험할 확률은 옵디보+여보이 (다음 그림의 Nivo+Ipi)에서 다른 약제보다 높은 점을 알 수 있습니다.

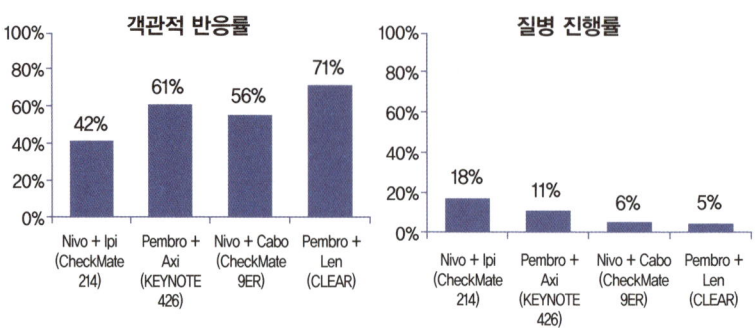

국내 허가 신장암 치료제의 허가 상황

　이 데이터를 보면 면역 항암제와 표적 치료제 병용 요법(인라이타+키트루다, 카보메틱스+옵디보, 렌비마+키트루다)이 객관적 반응률이 높아 종양이 줄어드는 효과가 크다는 점을 알 수 있습니다. 반면, 면역 항암제 조합(옵디보+여보이)은 전체 생존기간이 가장 긴 것으로 나타났습니다.

　2) 투명세포암 저위험군에서 우선적으로 권고되는 치료
　옵디보 + 카보메틱스
　키트루다 + 인라이타
　키트루다 + 렌비마

하지만 이들 병용요법은 저위험군에서 보험 급여 적용이 되지 않아 비용 부담이 있습니다. 보험 급여로 사용할 수 있는 약제는 보트리엔트(pazopanib), 수텐 (sunitinib), 넥사바(sorafenib) 등의 표적치료제입니다. 하지만 병용요법에 비해 치료 성적은 떨어집니다.

(3) 비투명세포암에서 우선적으로 권고되는 치료

옵디보+여보이
옵디보 + 카보메틱스
키트루다 + 인라이타
키트루다 + 렌비마

비투명세포암은 환자 수가 적기 때문에 그 동안 수행된 임상시험이 적고 효과적인 약물이 상대적으로 적습니다. 위의 병용요법을 비보험으로 사용할 수 있으며, 급여되는 약제는 보트리엔트(pazopanib), 수텐 (sunitinib), 넥사바(sorafenib) 등의 표적치료제입니다.

(4) 표적치료제

표적치료(targeted therapy)라는 이름은 암세포만을 표적으로 한다는 의미이지만 엄밀하게 암세포만 표적으로 치료하는 약제는 아직 드뭅니다. 기존의 전통적 항암제들은 빠르게 분열하여 성장하는 암세포에 작용하여 성장을 억제하는 성질을 이용합니다. 그렇다 보니 인체 내에서 암세포가 아니면서 빠르게 분열, 성장하는 세포(혈액, 점막)에도 항암제가 같이 작용하여 부작용을 일으키게 됩니다.

표적치료는 암세포가 성장하기 위해 많이 이용하는 경로에 작용하여 이 경로가 잘 작동하지 않게 하는 기능을 합니다. 신장암의 특징은 신생혈관형성이 아주 활발하게 일어나는 종양이어서 신생 혈관형성을 억제하는 약제들이 표적치료제로 사용됩니다. 하지만 신생혈관형성이라는 것이 암세포에서만 일어나는 것은 아니니 정상 조직에도 일부 영향을 주어 부작용을 발생시킵니다.

표적치료제에는 다음 2가지가 대표적입니다.

1) TK inhibitor: 종양의 성장에는 세포 사이의 신호전달체계가 아주 중요합니다. 이러한 세포 신호전달의 일부를 담당하는 것이 tyrosine kinase(TK)이며, 이를 억제하여 종양의 성장을 막아 항암효과를 나타냅니다. 대표적으로 넥사바, 수텐, 아바

스틴, 보트리엔트, 인라이타, 카보메틱스, 렌비마가 있습니다.

2) mTOR inhibitor: mTOR은 포유류 표적 라파마이신(mTOR, mammalian target of Rapamycin)으로, 종양의 세포 분열과 혈관 성장, 암세포의 신진대사에 있어서 중앙 조절자 역할을 합니다. 토리셀과 아피니토가 있습니다.

표적요법의 부작용

가장 흔한 부작용은 피로감입니다. 골수 기능의 저하로 빈혈, 백혈구 감소증, 혈소판 감소증이 나타날 수 있으며, 이로 인해 출혈이나 감염 등이 발생할 수 있습니다. 오심, 구토, 식욕 상실, 소화 불량, 설사가 나타날 수 있으며, 입안이 헐거나 피가 날 수 있으며, 두드러기나 발진이 나타나기도 합니다. 탈모 및 모발 변색, 피부 변색 등이 발생하기도 하고, 손이나 발에 발진, 탈피, 수포가 발생할 수 있으며 통증을 유발시키기도 합니다. 혈압의 상승이나 췌장효소검사 나 신기능, 간기능, 심장 기능이상, 전해질 검사 이상을 초래하기도 하며, 출혈이나 색전증, 장천공의 보고도 있습니다. 수텐의 경우는 갑상선 기능저하가 발생할 수 있으며, 토리셀이나 아피니토의 경우 혈당 조절 및 지질대사이상, 간질성 폐렴 등에 대한 보고가 있습니다. 보트리엔트의 경우는 간 손상에 대한 우려가 있습니다.

(5) 면역항암제

면역항암 요법은 인체의 면역체계를 활성화시켜서 암세포와 싸우게 하는 암 치료법입니다. 이 치료는 몇 가지 방법으로 수행할 수 있습니다. 자신의 면역 체계를 자극하여 암 세포를 공격하거나 면역기능 항진에 관여하는 단백질을 주사합니다. 신장암은 면역기능이 강화되면 저절로 없어지기도 하는 경우가 있어서, 이전부터 면역기능과 밀접히 관련 있는 종양으로 알려져 있습니다. 2000년대 중반 표적치료제가 나오기 전 전이성 신장암 치료제에 사용되었던 인터루킨(interleukin)이나 인터페론-알파(interferon-alpha)가 대표적 면역항암제입니다. 이들 약제는 표적치료제에 비해 부작용이 많고 반응율이 떨어져 요즈음 사용이 급감했습니다. 하지만 표적치료제의 경우는 내성이 발생하여 완치가 힘든 단점이 있지만, 면역항암제가 잘 듣는 경우는 완치가 되는 환자들이 소수지만 있습니다.

우리 몸에서 암을 잡기 위해 중요한 면역세포 중 하나는 T세포입니다. 암환자들은 T세포의 기능이 억제되어 있습니다. 새롭게 나온 면역항암제는 PD-1(programmed cell death-1) 표적 면역항암제제로, 세포 표면단백질 PD-L1 이 체내 T면역세포 표면의 PD-1 수용체에 결합하는 것을 차단합니다. 면역항암제가 PD-L1 대신에 PD-1 수용체에 붙게 되면 암세포가 자기 위장을 통해 인체 면역시스템을 무력화하는 과정이 방해를 받습니다. 또 다른 면역항암제 기전으로는 CTLA-4(세포독성 T-림프구 항원-4)를 표적으로 면역계를 "억제 해제"하여 암세포에 대한 공격력을 높이는 데 초점을 맞춘 치료법입니다. 이러한 면역항암제는 T세포가 보다 손쉽게 암세포를 공격할 수 있는 여건이 형성되어 항암작용을 나타냅니다. 현재 신장암에 사용되는 대표적인 면역항암제는 키트루다, 옵디보, 여보이 입니다.

면역요법의 부작용

신장암 치료에 쓰이는 옵디보, 키트루다, 여보이는 면역 체계를 자극해 암을 공격하지만, 이 과정에서 부작용이 생길 수 있습니다. 옵디보는 피로감, 피부 가려움증, 설사, 그리고 드물게 폐렴이나 간염을 일으킬 수 있습니다. 키트루다 역시 피로와 근육통, 피부 발진, 갑상선 문제 같은 부작용이 나타나며, 신장암 환자라 신장 염증에도 주의가 필요합니다. 여보이는 피로, 설사, 대장염, 피부 반응이 흔하고, 간이나 갑상선에 영향을 줄 수 있습니다. 이 약들은 독감 같은 증상이나 식욕 저하를 공통으로 유발할 수 있으며, 부작용이 심하면 약을 잠시 멈추거나 바꾸기도 합니다.

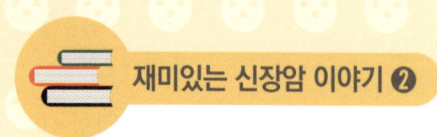
재미있는 신장암 이야기 ❷

이런 종양도 로봇으로 수술할 수 있나요?

필자의 외래진료실을 찾아온 환자 중에는 다음과 같은 유형의 환자들이 있다. 첫째, 다른 병원에서 개복수술을 해야 한다는 의견을 들은 환자. 그리고 두 번째는 신장 전체를 제거해야 한다는 의견을 들은 환자인데, 이러한 이야기를 들은 환자들은 어떻게 수술을 받아야 옳은지 필자의 의견을 듣고 싶어 찾아와 묻곤 한다. 이를 두고 2차 의견을 듣는다고 표현한다(2nd opinion).

세계적으로 신장 종양 진료에 대한 진료지침이 몇 가지 있다. 국내에도 비뇨기종양학회에서 만든 진료지침이 있고 정기적으로 최신화되고 있다. 국내 비뇨의학과 의사들은 유럽비뇨의학과학회 진료지침을 참고하는 경우가 많은데, 이유는 이 진료지침이 매년 최신화돼 현재의 치료 흐름과 최신 임상연구결과들을 잘 반영하기 때문이다. 이 지침에서는 신장종양에 대해 가급적 부분 신절제술을 시행하길 권고한다. 부분 신절제술은 종양을 제거하고 남은 신장 부위를 잘 봉합해서 출혈과 요누출이 발생하지 않게끔 해야 하는 수술로 전 적출술보다 훨씬 난이도가 높은 수술이다. 따라서 이 술기를 익히지 못한 의사는 신장암 수술을 할 때, 신장 전체를 제거하는 수술을 권유할 수밖에 없다. 하지만 부분 신절제술을 집도할 수 있는 의사라면 종양의 위치나 크기를 고려해 부분 신절제술을 권유할 것이다. 또한 같은 수술도 전통적인 방법인 개복수술로 할 수도 있고, 복강경이나 로봇보조수술이라는 방법을 선택해 진행할 수도 있다.

문제는 복강경이나 로봇수술이 개복수술보다 훨씬 힘들어 배우는데 상당한 시간과 노력이 필요하다는 점이다. 현대 수술의 흐름은 점점 최소침습수술 중심으로 바뀌고 있다. 쉽게 말하면 가급적 많이 절개하는 개복수술보다 복강경이나 로봇수술로 복부에 구멍만 몇 개 내어서 수술하는 방향으로 이행되고 있다는 것이다. 이렇게 구멍만 몇 개 내어서 수술하면 통증이 적어 빠른 회복을 보인다는 점과 흉터가 적어 미용적으로 우수하다는 강점이 있다. 환자들에게는 후자의 수술이 좋지만 의사 입장에서는 새로운 수술 방법을 배워야 한다는 점이 존재한다. 수술 기법을 어렵게 배웠더라도 이를 유지하려면 수술 케이스가 어느 정도 유지되어야 한다는 점도 중요하다.

재미있는 신장암 이야기 ❷

한편, 신장암은 발생률이 높은 암이 아니다 보니 수술환자들이 큰 병원 위주로 집중되는 경향이 있다. 특히 부분 신절제술을 받기 위해 큰 병원으로 몰리는 경향을 보인다. 하지만 큰 병원에 있는 비뇨의학과 의사 모두가 수술을 잘 할 것이라고 생각하는 것은 일반인의 착각이다. 일례로 로봇수술을 하지 못하는 의사들은 개복수술이 더 좋다는 식으로 이야기할 수 있다. '종양을 손으로 만져 가면서 정확히 수술해야 된다'며 개복수술을 추천받았다는 환자도 있었다. 하지만 종양 수술의 원칙은 가급적 종양을 건드리지 않고 수술하는 것이다. 또한 배를 열어 육안으로 보는 것보다는 로봇수술에 사용되는 카메라를 통해 보면 장기와 기관이 몇 배나 확대되어 훨씬 더 잘 보이고, 결과적으로 수술을 더 정확하게 할 수 있다. 로봇수술 경험이 많아지면 많아질수록 이러한 장점들을 점점 더 크게 느낄 수 있다. 결국 의사들 대부분은 수술 방법을 설명할 때, 본인이 할 수 있는 범위 내에서 이야기할 수 밖에 없다는 사실을 다시 한 번 확인하게 된다.

필자도 15년 전 신장 전적출술로 수술받았던 환자들의 영상을 다시 보게 되면, '요즘 같으면 모두 로봇으로 부분 절제술을 할 수 있을 텐데……' 하는 생각이 든다.

수술 장비가 발달하면서 수술 기술이 발달할 수 있었고, 이전에는 생각지도 못했던 신장암 부분 신절제술까지 해결할 수 있게 되었다. 아직도 신장 전체를 제거해야 한다고 듣는 환자들이 상당히 많을 것이다. 이러한 분들의 이야기를 들을 때면 신장기능의 일부를 살릴 수 있는 수술 방법인 부분 신절제술이 가능하다는 사실을 모르는 경우가 아직 많다는 것이 안타까울 뿐이다.

8장
신장암의 추적관찰 및 재발

신장암의 수술 후 재발은 대개 2~3년 사이에 많이 발생하나, 수술 후 15년 이상이 된 경우에도 재발한 보고가 있어 수술 후 재발이나 진행여부에 대한 추적검사가 반드시 필요합니다. 특히 수술 후 병리조직검사에서 병기가 높았던 경우(주로 3기)는 재발의 위험성이 높으며, 국한된 신장암으로 근치적 신절제술을 시행한 경우에도 병기에 따라 5~40%에서 재발하는 것으로 알려져 있습니다.

신장암의 전이가 가장 잘 발생하는 장기는 폐로 알려져 있으며, 그다음 림프절, 뼈, 간, 뇌로의 전이가 잘 발생합니다. 전이 병소가 단일 장기이며 소수일 경우에는 해당 병변에 대한 적극적인 수술을 고려해볼 수 있습니다.

수술 후 추적 관찰

신장암 수술(부분 신장 절제술 또는 전체 신장 절제술)을 받은 환자는 암의 재발 (국소 재발 및 원격 전이)를 조기에 발견하기 위해 주기적인 추적 관찰이 필요합니다. 신장암의 특성과 환자의 상태에 따라 재발 위험이 다르기 때문에 재발 위험도 분류를 통해 추적 관찰 간격을 다르게 가져 갑니다. 예를 들어, 초기 단계의 작은 암은 재발 가능성이 낮아 관찰 빈도를 줄일 수 있지만, 진행된 암이나 고위험군 환자는 더 철저한 점검이 필요합니다. 또한 수술 후 신체 상태가 약하거나 합병증 위험이 높은 경우, 과도한 검사는 오히려 부담을 줄 수 있어 적절한 균형이 중요합니다. 결론적으로 수술 후 추적 관찰은 '정기적으로 확인하며 재발 여부를 체크하는' 방식으로, 환자의 위험도에 따라 맞춤형 계획이 적용됩니다.

다음 표의 위험도 분류와 추적관찰 프로토콜은 미국비뇨의학회의 진료지침을 참조한 것이며, 대부분의 의사들은 환자와 병원 상황에 맞게끔 약간 조정해서 사용합니다.

미국비뇨의학회 신장암 재발 위험도 분류표

위험도	조건	특징
저위험	pT1 단계, 등급 1/2	초기 단계, 낮은 재발 가능성
중간위험	pT1 단계, 등급 3/4 또는 pT2 단계 (모든 등급)	중간 정도의 재발 위험
고위험	pT3 단계 (모든 등급)	진행된 암, 높은 재발 가능성
초고위험	pT4 단계, 림프절 전이 (pN1), 또는 육종형/횡문근형	매우 높은 재발 및 전이 위험

*추가 사항: 수술 후 암이 남아 있는 경우(양성 마진), 위험도를 최소 한 단계 높여 관리하며 더 철저히 관찰합니다.

신장암 수술 후 추적 관찰 프로토콜 (단위: 개월/미국비뇨의학회 진료지침))

위험도	3	6	9	12	18	24	30	36	48	60	72-84	96-120
저위험				O		O			O	O	O	O
중간 위험		O		O		O		O	O	O	O	O
고위험		O		O	O	O	O	O	O	O	O	O
초고위험	O	O	O	O	O	O	O	O	O	O	O	O

고주파치료와 냉동 치료 후 관리

고주파나 냉동 치료를 받고 조직검사에서 악성 또는 비확진(non-diagnostic) 결과가 나온 환자는 치료 후 6개월 이내에 조영제 사용 여부와 상관없이 복부 CT/MRI를 시행합니다. 이후 중간위험군(IR) 프로토콜(앞의 표 참조)에 따라 추적 관찰을 진행합니다.

추적관찰은 병력 청취, 신체검사 및 신기능을 포함한 혈액검사와 영상검사를 시행합니다. 주요 영상검사는 다음과 같습니다.

1. 복부 영상 검사

수술 후 복부 CT나 MRI는 위험도에 따라 표 1에 명시된 시점에 시행됩니다. 2년 후부터 저위험)과 중간위험 환자는 의사 판단에 따라 초음파와 CT/MRI를 번갈아 사용할 수 있습니다. 5년 이후에는 환자와 상의해 추가 검사를 결정합니다.

2. 흉부 영상 검사

흉부 엑스레이(CXR)나 CT는 표에 따라 진행됩니다. 저위험)과 중간위험군은 주로 엑스레이를, 고위험과 매우 고위험군은 CT를 선호합니다. 5년 이후에는 환자와 상의해 엑스레이로 대체할지 결정합니다.

추적 관찰 시기는 대략적이며, 환자, 보호자, 의료기관 상황에 따라 유연하게 조정 가능합니다. 각 방문 시 병력 조사, 신체검사, 혈액 검사, 복부/흉부 영상 검사를 포함합니다. 신장암 재발의 약 30%는 수술 후 60개월 이후에 발견됩니다.

참고로 저는 5년의 중증(산정특례) 만료까지 재발하지 않으면 2년에 한 번 건강검진으로 흉부 (저선량CT) 및 복부(CT, MRI, 초음파 중 하나) 영상을 권고합니다.

뇌나 뼈로 전이 여부를 확인하기 위한 영상검사는 증상이 없으면 시행하지 않는 것이 일반적인 권고 사항입니다.

재발 신장암 치료 방법

재발이 확인되면 상황에 맞는 치료가 필요합니다. 재발 부위가 3개 이하여서 제거할 수 있거나 방사선치료로 치료할 수 있으면 이러한 방법들을 사용합니다. 재발 병변이 많은 경우는 면역항암제에 기반한 항암치료를 시행합니다.

주요 방법은 다음과 같습니다.

1. 외과적 치료

재발 부위를 수술로 제거하는 것이 효과적인 선택입니다. 암이 남지 않도록 수술 부위를 깨끗이 정리하는 것이 중요합니다.

2. 비침습적 치료

고주파열치료, 냉동치료, 극초단파치료 등은 수술 없이 암을 제거하는 방법입니다. 신절제술 후에 같은 신장이나 반대쪽 신장에 재발했을 때는 신장 기능에 덜 영향을 주는 비침습적 치료를 우선적으로 고려합니다. 이러한 접근법이 활용되는 이유는 작은 신장암의 경우 성장 속도가 빠르지 않고, 전이 가능성이 낮기 때문입니다. 또한 고령이거나 신체가 약한 환자에게 수술은 오히려 위험을 초래할 수 있어 관찰이 더 안전한 대안이 될 수 있습니다.

3. 방사선치료

수술적 치료가 어려운 경우에 한해서 제한적으로 사용을 고려해 볼 수 있습니다. 종양의 위치가 장과 가까운 경우는 치료가 힘듭니다.

4. 면역항암제 기반 항암치료

수술이나 비침습적 치료로 제거하기에는 힘든 다발성 전이가 있을 때 전이성 암에 준해서 면역항암제 기반 항암치료를 실시합니다.

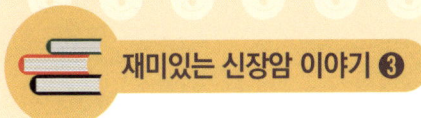

3-D 신장 모델은 왜 만들어요?

3-D 프린팅 기술이 각 분야에서 많이 활용되고 있다. 몇 년 전부터 의료 분야에도 적용되기 시작하더니 지금은 매우 다양한 의료 분야에서 활용되고 있다. 특히 치과 영역에서는 교정과 관련해 사용되고, 혈관 모형을 만드는 데도 사용되고 있다.

필자는 새로운 기술이 개발될 때마다 그 기술이 비뇨기계 암 수술에 사용될 수 있는지 항상 고민해본다. 3-D 프린팅 기술이 나왔을 때도 3-D 신장 모델은 분명 수술에 도움이 될 수 있겠다는 생각을 했다. 3-D 프린팅 기술처럼 새롭게 개발된 기술을 초기에 사용할 때는 많은 비용을 요구하기 마련이다. 하지만 그 기술을 통해 얻는 효용이 있는 만큼, 비용은 감수해야 할 사항이라고 생각했고, 다행히 성남산업진흥재단에서 성남시 소재 벤처회사들을 지원하는 제도의 도움을 받을 수 있었다. 그때 영상을 처리하는 벤처회사와 함께 3-D 신장암 모델 제작 연구를

재미있는 신장암 이야기 ❸

시도했다. 몇 번의 시행 착오 끝에 나온 시제품을 가지고 환자의 옆에 두고 수술을 했는데, 원활한 수술 진행에 많은 도움을 받을 수 있었다. 환자들은 본인의 신장암 모형을 보고 신기해했고, 모형을 이용한 설명을 들으면서 수술이 어떻게 진행되는지 이전보다 쉽게 이해할 수 있었다. 환자뿐만 아니라 의대생, 전공의를 위한 교육 목적으로 활용하는 것도 3-D 모델의 장점이었다.

수술 의사가 3-D 신장 모델로 받는 가장 큰 도움은 종양의 위치를 정확히 파악할 수 있게 한다는 점이다. 이를 통해 수술 시간을 단축하고 수술을 정확히 할 수 있도록 도모한다.

3-D 모델은 컴퓨터단층촬영(CT)이나 자기공명영상(MRI)의 이미지를 3-D 프린팅용 소프트웨어에서 가공해서 만든다. 소프트웨어가 실제 이미지를 얼마나 구현해내는지가 중요하다. 보통 영상검사 결과를 통해 신장 종양의 이미지를 머릿속에 기억하면서 실제 수술에 임하다 보면 머릿속 영상이미지와 실제 수술시의 종양 위치가 다른 경우가 가끔 있다. 그 이유는 수술 전 영상검사가 촬영될 때의 자세는 반듯이 누운 자세이지만, 수술시에는 옆으로 누워서 수술받게 되고 이때 장기들의 위치에 약간의 변형이 일어나기 때문이다. 이럴 때 3-D 모델을 옆에 두고 수술하면서 참조하면 위치가 헷갈리는 것을 방지할 수 있다.

3-D 신장 모형들

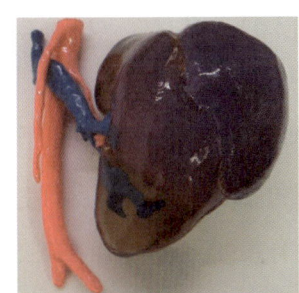
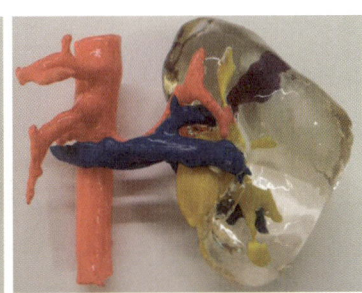
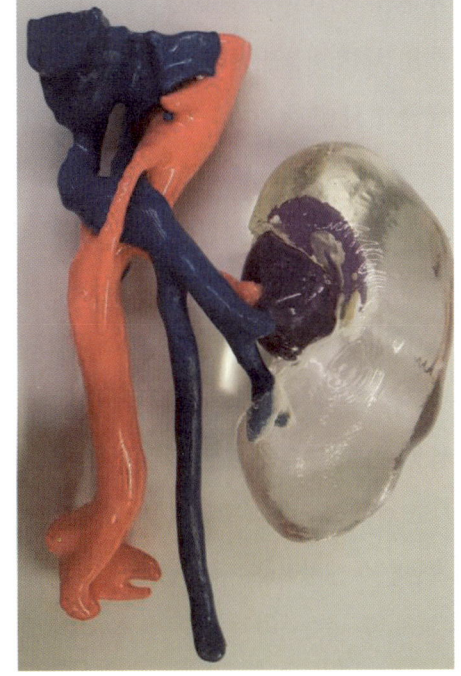

재미있는 신장암 이야기 ❸

특히 종양이 신장의 바깥으로 튀어나오지 않고 안에만 박혀 있는(내장성, endophytic) 종양일 때에 3-D 신장 종양 모델의 효용성은 최대화된다.

이러한 장점을 총 80명의 시험군-대조군 대상으로 시행한 임상시험에서 확인하였으며, 총 수술 시간을 20% 가량 줄일 수 있었다. 이는 단순한 수술 시간 단축의 의미보다는 수술 정확도와 편의성이 그만큼 높아졌다는 것을 반증하는 결과이다. 이러한 임상시험이 가능하기 위해서는 (1) 단일 집도의가 (2) 단기간 내에 시행한 (3) 다수의 복잡성 종양 수술 사례가 필요한데, 최근까지 국내에서 가장 많은 로봇 신장 부분절제술을 시행하면서 이러한 조건에 부합하는 환자군을 확보할 수 있었던 것이다. 즉, 여러 교란인자들을 통제한 조건에서 시행된 최초의 임상시험이었기에 비교적 적은 수의 환자군에서 시행된 연구였으나, 권위있는 학술지에 게재가 가능하였다.

현재는 본 연구를 바탕으로 하여, 국립보건원의 임상 시험 비용을 지원받아 5개 병원에서 3D 신장 모델의 효용성에 관한 임상 연구를 수행 중이다.

참고문헌

Kim JK, Ryu H, Kim M, et al. Personalised three-dimensional printed transparent kidney model for robot-assisted partial nephrectomy in patients with complex renal tumours (R.E.N.A.L. nephrometry score ≥7): a prospective case-matched study. BJU Int . 2021 May;127(5):567-574

9장
신장암 환자의 일상생활 관리, 운동 및 식이

1. 신장암 환자의 일상생활

　신장암 환자에서 한쪽 신장을 제거해도 반대쪽 신기능이 정상이라면, 대부분의 활동 및 생활에는 문제가 없습니다. 따라서 식이나 영양섭취 및 일상생활에서 특별히 주의할 사항은 없습니다. 다만, 비만은 신장암의 주요 위험인자 중 하나로 알려져 있으므로, 비만인 환자라면 체중을 감량하고 적정 체중을 유지하는 것이 중요합니다. 규칙적인 운동과 몸에 부담이 되지 않는 일상활동은 회복 및 치료에 도움이 되므로, 수술이나 치료 후에 정상적인 생활을 할 수 있다면 적당한 운동을 하도록 권합니다. 하지만 격투기 등의 과격한 운동은 남아 있는 신장을 손상시킬 가능성이 있어 자제하는 것이 좋습니다.

적당한 일과 충분한 휴식은 오히려 환자에게 활력을 주며, 식욕도 좋아지고 암과 싸워 이기겠다는 의지를 높여줍니다. 특히 가벼운 운동은 수술 후 회복에 도움을 줍니다. 피로감을 많이 느끼는 경우에는 환자가 좋아하는 일을 찾아서 시행하고, 짧은 시간 여러 번의 낮잠을 자는 것도 도움이 됩니다.

단, 수술 후 표적치료나 면역(화학)요법, 방사선치료 중인 경우에는 몸에 무리가 되지 않는 적당한 운동이 좋으며, 특히 가벼운 산책 등이 좋습니다. 수술 및 치료 후에는 정해진 기간 동안 병원에 내원하여 주기적으로 암의 재발 여부에 대한 검사를 받아야 합니다. 암이 진행된 경우나 전이가 발생한 경우 체중이 심하게 감소될 수 있으므로 충분한 영양 섭취가 권장됩니다.

치료 후나 치료 중 부부간의 성생활에 대해서 염려하는 경우가 있는데, 사실 신장암과 성관계는 아무런 상관이 없습니다. 성관계를 한다고 해서 암이 전염되는 것도 아니고, 암이 더 빨리 퍼지지도 않습니다. 환자의 신체적 상태가 허락하는 한, 성관계는 가지셔도 무방합니다. 오히려 환자와 보호자에게 심리적·정서적으로 도움이 될 수도 있습니다.

한편, 전이가 발생한 장기에 따라서는 일상생활에 주의가 필요한데, 척추전이의 경우 척수신경압박으로 인해 마비가 올 수 있습니다. 특히 골 전이가 있는 경우에는 뼈가 약해져 하지와 같이 체중을 지탱해야 하는 부위는 작은 충격에도 뼈가 부러지는 병적 골절이 생길 수 있으므로, 과격한 운동이나 신체 접촉이 있는 운동은 피하고 가벼운 산책 정도의 운동이 적당합니다. 폐 전이가 있는 경우 호흡곤란이 발생할 수 있으므로 일상생활에서 주의를 요합니다. 뇌 전이가 발생한 경우 급작스럽게 의식 저하나 이상이 초래될 수 있기 때문에 보호자들의 주의 깊은 관찰이 필요합니다.

대체의학품이나 건강 보조식품 복용은 치료에 영향을 미칠 수 있으며, 특히 간이나 신장기능 이상을 초래하여 치료가 중단될 수 있는 만큼, 의사와 상의한 후에 복용을 결정하도록 합니다.

수텐, 넥사바, 보트리언트, 아피니토, 템시로리무스 등의 표적치료제 투여 시에는 몇몇 약제들(케토코나졸, 리팜핀 등등)이 상기 표적치료제들의 체내 대사계인 시토크롬 P450(CYP)에 영향을 주므로 사용 전 반드시 의사와 상의해야 하며, 고혈압 치료제 중 일부 칼슘차단제는 수텐의 심장 관계 부작용과 관련이 있어 투약 전 상의가 필요합니다.

표적치료제 사용 중 발생하는 발진, 탈피, 피부 건조, 피부소양증 등에는 적절한 보습제의 사용과 저자극 비누 및 화장품 사용(유아용 등), 피부 자극을 줄이는 노력(고온 목욕을 피하는 등)이 필요합니다. 수포, 통증 및 각화 등이 발생하는 손-발증후군 등에는 피부 자극을 줄이는 방안과 함께 압력 부위의 국소자극을 줄일 수 있는 두툼한 양말 사용, 적당한 쿠션이 있는 편한 신발 사용, 피부 연화제 연고 사용 등의 보존적 방법이 도움이 됩니다.

2. 신장암 환자의 식생활

2-1. 영양, 식사 관리

신장암 치료에 어떤 특정한 식품이나 물질이 좋다고 증명된 것은 없으며 환자의 소화능력을 고려하여 탄수화물이나 단백질, 지방과 같은 영양분을 고루 섭취하고 신선한 야채, 과일을 적절히 먹는 것이 좋습니다.

신장암 환자에서 한쪽 신장을 수술로 제거해도 반대쪽 신장 기능이 정상이라면, 일상생활에 있어 식이나 영양섭취에 크게 주의할 사항은 없습니다. 그러나 한쪽 신장이 제거된 경우 장기적으로 보았을 때에는 만성 신질환으로 진행될 위험이 정상인들에 비해 증가하기 때문에 짜게 먹는 것은 바람직하지 않습니다. 특히 수술 시 고령이나 당뇨 등으로 반대쪽 신장기능이 저하되어 있는 경우에는 수술 후 신기능 저하의 위험이 크게 증가하기 때문에 이 경우에는 수술 후 가급적 염분 섭취를 줄이는 것이 좋습니다.

지나친 염분 섭취는 수분 저류 및 혈압 상승의 원인이 되며 남아 있는 신장기능에 악영향을 미칠 수 있습니다. 또한, 수술 후에 급격한 체중 증가는 신장에 부담을 줄 수 있으므로 피해야 합니다. 신독성이 있는 약제나 약물의 섭취도 주의를 요하는데, 필요한 경우 약물의 용량을 조절하여야 하므로 의사와 상의하도록 합니다.

(1) 치료 시기에 따른 식사

1) 수술 후 식사

수술 후 일시적으로 반대쪽 신장기능이 저하되는 경우가 있으므로 이 시기에는 정상적인 식사를 하면서 수분 섭취를 충분히 하고 염분 섭취는 줄이는 것이 좋습니다.

2) 면역요법이나 표적요법 동안의 식사

항암화학요법을 받을 때와 마찬가지로 면역요법이나 표적요법 시에도 백혈구 수치가 저하될 수 있기 때문에 오염되었을 가능성이 높은 음식, 조리되지 않은 날음식 등은 가능하면 피하고 물은 끓여서 먹는 것이 좋습니다.

간 기능에 이상이 초래될 수 있기 때문에 한약이나 기타 간 기능에 영향을 줄 수 있는 약제의 복용 시에는 반드시 의사와 상의해야 합니다.

또한, 면역요법 동안 몸에 수분이 많이 고이는 '수분 저류'가 심하게 올 수 있기 때문에 염분 섭취는 가급적 줄이는 것이 좋습니다. 표적치료 중에는 입안이 헐거나, 미각이상, 식욕부진, 소화장애, 구역 또는 구토 등으로 영양 상태가 나빠질 가능성이 있으므로 자극이 적은 음식, 기호식품 위주로 자주 섭취하는 것이 좋습니다. 특히 구토나 설사가 심한 경우에는 수분 섭취를 충분히 하도록 하고, 심각한 식이 장애가 있을 때에는 의사와 상의하여 수액 및 영양제 투여도 고려하여야 합니다.

또한 기름기가 너무 많은 음식이나 섬유질 위주의 식사는 설사를 악화시킬 수 있으므로 주의를 요하며, 자몽이나 자몽주스, 성요한 풀(St. John's wort)등은 표적치료제의 체내 대사계인 시토크롬 P450(CYP)계에 영향을 주므로 피해야 합니다.

(2) 식이요법

식이요법이란 규칙적이고 고른 영양소 섭취를 위한 식단을 말하는데, 신장암 환자 치료에 어떤 특정한 식품이나 물질이 좋다고 증명된 것은 없습니다. 그러므로 환자의 소화능력을 고려하여 탄수화물이나 단백질, 지방(주로 식물성 지방)과 같은 영양분을 고루 섭취하고 신선한 야채, 과일을 적절히 먹는 것이 좋습니다.

신장암 환자들은 수술, 면역화학요법, 방사선치료, 표적치료 등 환자의 체력을 떨어뜨리는 치료를 받기 때문에 음식물을 고루 섭취하여 체력을 유지해야 할 필요가 있습니다. 면역화학요법이나 표적치료 중에는 불결하거나 위생상태가 나쁜 음식은 삼가는 것이 좋으며, 술과 담배를 중단해야 합니다.

특히 신절제술 후 특별한 식이요법은 필요치 않으나, 당뇨나 고혈압 등 기존 내과적 질환이 있던 환자의 경우 신기능 저하가 더욱 두드러질 수 있으며, 수술 후 신기능 저하가 발생한 경우에는 단백질과 염분을 제한하는 식이요법이 필요할 수 있습니다.

비스테로이드성 진통제의 남용은 남아 있는 신장기능의 손상을 유발할 수 있어 신중한 사용이 필요합니다.

비만한 신장암 환자를 위한 식이요법

신장암의 위험 요인 중 하나로 비만이 잘 알려져 있습니다. 이미 진단을 받은 환자라 하더라도, 비만이 있는 경우에는 체중을 조금씩 줄여 나가는 것이 치료 후 건강한 회복과 재발 예방에도 도움이 될 수 있습니다. 하지만 암 치료 중이거나 회복기에는 무리한 다이어트를 하는 것보다는, 영양은 충분히 섭취하면서도 건강하게 체중을 조절하는 것이 가장 중요합니다.

비만한 환자에게 적절한 식이요법은 다음과 같은 기본 원칙을 따릅니다:

- 전체적인 칼로리는 줄이고, 영양은 균형 있게

고열량의 음식을 줄이고, 신선한 채소와 과일, 통곡물, 양질의 단백질(생선, 콩, 닭가슴살 등)을 골고루 섭취해야 합니다. 탄수화물은 흰쌀밥이나 빵보다는 현미, 귀리, 고구마처럼 섬유질이 풍부한 식품으로 바꾸는 것이 좋습니다.

- 기름지고 가공된 음식은 피하기

튀김류, 햄·소시지 같은 가공육, 과도한 버터나 마요네즈 사용은 피하고, 가능하면 삶거나 찌는 조리법을 선택하는 것이 바람직합니다.

- 설탕과 단 음료 줄이기

설탕이 많이 든 음료나 과자는 체중 증가뿐 아니라 혈당에도 영향을 줄 수 있으므로, 물이나 당분이 없는 차로 대체하는 것이 좋습니다.

- 음식의 양보다는 질에 집중하기

포만감을 주는 식품, 예를 들어 섬유질이 많은 채소나 콩류는 양을 크게 줄이지 않아도 체중 조절에 도움이 됩니다.

- 폭식과 야식 피하기

규칙적인 식사 습관을 유지하고, 가능한 한 저녁 늦게 먹는 습관은 피하는 것이 좋습니다.

무엇보다 중요한 것은 '갑작스러운 체중 감소를 목표로 하지 않는 것'입니다. 신장암 환자에게는 안정적이고 지속 가능한 체중 감량이 가장 바람직합니다. 병원 영양사나 비만클리닉 의사와 상담하여 개인에게 맞는 식단을 조절하는 것도 좋습니다.

(3) 신장암 환자의 운동

신장암 환자에게 운동이 왜 중요할까요?

신장암 치료를 받는 동안이나 그 이후 회복하는 과정에서는 체력과 근력이 이전보다 약해지고, 쉽게 피로감을 느끼는 경우가 많습니다. 이런 변화는 단순히 몸이 약해진다는 느낌을 넘어서, 일상생활에 영향을 주고, 때로는 우울감이나 불안감으로 이어지기도 합니다. 하지만 이럴 때일수록 몸을 적절히 움직이고 관리하는 것이 매우 중요합니다.

운동은 단순히 체력을 회복하는 데만 도움이 되는 것이 아닙니다. 꾸준한 신체 활동은 암 치료로 인해 생길 수 있는 만성 피로를 줄여주고, 면역 기능을 높이며, 수술 부위 회복에도 긍정적인 영향을 줍니다. 더불어, 운동은 스트레스를 완화하고 수면의 질을 높이며, 전반적인 삶의 만족도를 향상시키는 데 큰 역할을 합니다.

신장암 환자에게 권장되는 운동은 크게 세 가지 종류로 나눌 수 있습니다. 먼저, 유산소 운동은 심장과 폐 기능을 도와 전신의 순환을 촉진시키고, 기본 체력을 유지하는 데 도움이 됩니다. 유산소 운동으로는 걷기, 자전거 타기, 수영, 또는 가볍게 산책하기 같은 활동이 있습니다. 이 중에서도 가장 손쉽게 시작할 수 있는 것은 걷기입니다. 하루 20~30분 정도, 빠르지 않은 속도로 걷는 것만으로도 큰 효과를 볼 수 있습니다. 날씨가 좋지 않거나 외출이 어렵다면 실내 자전거나 제자리 걷기 운동을 통해 유사한 효과를 얻을 수 있습니다.

둘째, 근력 운동은 근육의 감소를 방지하고, 균형 감각과 체형을 유지하는 데 중요한 역할을 합니다. 특히 항암치료나 입원 생활로 인해 근육이 줄어든 환자에게는 꼭 필요한 운동입니다. 무거운 운동기구를 사용할 필요는 없습니다. 예를 들어 물병이나 가벼운 아령을 이용한 팔 운동, 의자에 앉았다 일어나기, 계단 오르기, 서서 무릎을 굽혔다 펴는 간단한 스쿼트 동작 등, 일상에서 쉽게 할 수 있는 동작으로도 충분한 자극을 줄 수 있습니다. 주 2~3회 정도, 무리되지 않는 범위 내에서 반복하는 것이 좋습니다.

마지막으로, 스트레칭과 균형 잡기 운동은 관절의 유연성을 유지하고, 낙상 위험을 줄이는 데 도움이 됩니다. 특히 고령의 환자나 수술 이후 움직임이 줄어든 분들에게 꼭 필요한 활동입니다. 전신 스트레칭, 목과 어깨 돌리기, 허리 숙이기 같은 간단한 동작부터, 조금 더 익숙해지면 요가나 태극권 같은 부드러운 운동도 시도해 볼 수 있습니다. 스트레칭은 하루 10~15분 정도, 아침이나 자기 전, 또는 운동 전후에 하면 더욱 좋습니다.

이러한 운동들은 꼭 병원이나 헬스장에서만 가능한 것이 아닙니다. 집 안에서도, 혹은 가까운 공원에서도 충분히 할 수 있으며, 중요한 것은 '얼마나 오래 하느냐'보다 '얼마나 자주, 꾸준히 하느냐'입니다. 처음부터 무리하게 시작하지 않고, 하루에 5분에서 10분 정도의 간단한 움직임부터 차근차근 늘려가는 것이 가장 안전하고 효과적인 방법입니다.

운동 중에 가슴 통증, 어지럼증, 숨이 가빠지거나 통증이 생긴다면 즉시 중단하고 휴식을 취한 후 필요시 의료진과 상담해야 합니다. 또한 감염 위험이 있는 시기에는 많은 사람이 모이는 공간(헬스장, 수영장 등)은 피하는 것이 좋습니다.

무엇보다 중요한 것은 환자 본인의 몸 상태를 잘 살펴가며 '움직이려는 마음'을 꾸준히 유지하는 것입니다. 가볍게 시작한 걷기 한 걸음이 건강한 회복을 위한 큰 첫걸음이 될 수 있습니다.

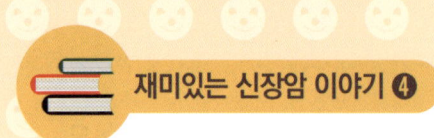
재미있는 신장암 이야기 ④

로봇부분신절제술

2008년부터 로봇을 이용한 신장암 부분 절제술을 시작하여, 2025년 3월까지 약 1700명의 환자에게 로봇부분신절제술을 시행했다. 그동안 만난 많은 환자 중에 특별히 기억에 남는 분들이 있다. 신장암 수술에서 신장의 일부만 제거하는 '부분 절제술'은 남아 있는 신장의 기능을 최대한 지켜주어 환자분들이 오래도록 건강하게 일상생활을 유지할 수 있게 해주는 수술이다.

만약 신장을 전부 제거하는 '전 절제술'을 받았다면 혈액투석을 받아야 했을 환자분들이, 로봇을 이용한 부분 절제술 덕분에 일상생활을 유지하거나 투석을 시작하는 시기를 늦추게 될 때 나는 의사로서 큰 보람을 느낀다. 혈액투석은 직장을 잃고 1주일에 3일을 매번 4시간씩의 투석을 받아야 한다는 것을 의미한다.

2020년 가을 어느 날, 외래 진료실 문이 열렸다. 50대 초반의 남자 환자가 걱정스러운 표정으로 들어왔다. 환자의 얼굴에는 두려움과 불안감이 가득했다.

"선생님, 제가 다른 병원에서 신장암 진단을 받았습니다. 그런데 양쪽 신장 모두에 암이 있다고 합니다. 어떻게 해야 하나요?"

나는 환자의 의료 영상을 살펴보았다. 왼쪽 신장 위쪽에 큰 종양이 있고, 오른쪽 신장에는 두 개의 작은 종양이 있었다. 특히 오른쪽 아래의 종양은 신장 깊숙이 자리 잡고 있어 수술이 매우 까다로워 보였다.

"다른 병원에서는 어떻게 말씀하셨나요?"

"처음 병원에서는 양쪽 신장을 모두 떼어내고 평생 투석을 하자고 했고, 두 번째 병원에서는 왼쪽 신장을 전부 제거하고 오른쪽은 개복해서 부분 절제를 하자고 했습니다. 저는 아직 일도 계속해야 하고 가족도 있는데, 투석을 하면 너무 힘들 것 같습니다. 가능한 로봇수술로 받고 싶어서 여기까지 왔습니다."

나는 환자의 얼굴에서 절박함을 느꼈다. 충분히 고민한 뒤 말을 꺼냈다.

"종양의 크기와 위치를 보니 쉽지 않은 상황이지만, 로봇수술로 양쪽 신장을 모두 최대한 보존할 수 있을 것 같습니다. 왼쪽 신장 종양이 크긴 하지만 다행히 한쪽으로 치우쳐 있어서 부분

재미있는 신장암 이야기 ④

절제가 가능하겠습니다. 양쪽 신장을 보존하면 투석을 피하고 일상생활로 빨리 돌아갈 수 있을 겁니다."

환자는 놀라움과 희망이 섞인 눈빛으로 나를 바라보았다.

나는 로봇수술 경험이 많은 나의 팀과 함께 수술 계획을 세웠다. 먼저 크기가 큰 왼쪽 신장을 부분 절제하고, 약 한 달 뒤에 오른쪽 신장을 부분 절제하기로 했다.

수술은 계획대로 성공적으로 마쳤다. 환자의 왼쪽 신장암은 2기, 오른쪽은 1기로, 수술 후 5년이 지난 지금까지 암은 재발하지 않았다. 신장 기능은 정상 범위의 하한선으로 잘 유지되었고, 환자는 직장 생활을 계속하며 일상생활에도 문제가 없다.

이 환자의 경우는 내게도 매우 큰 보람이었다. 환자가 투석 없이 가족과 함께 일상을 유지할 수 있게 된 것은 환자뿐 아니라 나에게도 큰 기쁨이었다.

"선생님 덕분에 제 인생이 바뀌었습니다. 정말 감사합니다."

지금도 환자의 미소가 눈에 선하다. 이 이야기가 같은 병으로 고민하는 다른 환자들에게 희망이 되기를 바라며, 환자의 건강한 삶이 앞으로도 계속되기를 진심으로 기원한다.

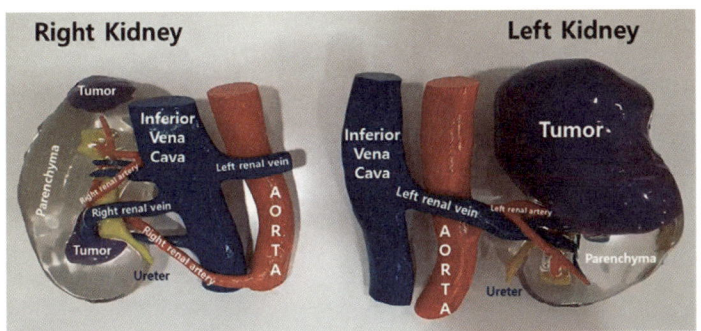

환자의 종양 상태 (보라색으로 표현) - 그림 우측의 왼쪽 신장 위쪽에 큰 종양이 위치하고 있고 그림 왼쪽의 우측 신장에 두 개의 종양이 보인다. 우측 신장의 아래 종양은 신장 내에 파묻혀 있어서 수술이 아주 까다로운 상태이다. 양 쪽 종양이 모두 까다로워 3D 모델을 도움을 받아 수술을 진행하였다.

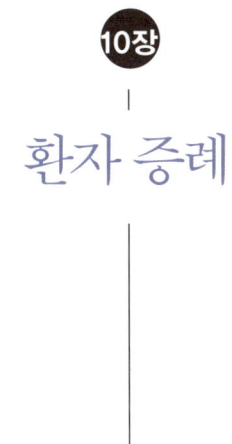

10장
환자 증례

1. 국소 신장암 환자

1-1. 건강검진시 우연히 신장 종양 발견되어 수술한 환자

특별한 과거력이 없었던 건강한 40대 남성입니다. 간수치가 이상하다는 말을 듣고 건강검진을 받았고, 우연히 좌측 신장에 물혹이 발견되어 병원을 내원하였습니다. 이에 악성도를 평가하기 위해 컴퓨터단층촬영을 진행한 결과, 악성도가 매우 높은 신장 물혹으로 판명되었습니다. 이후 빠른 시일 내에 수술적 치료를 위한 계획을 세웠다. 다만 생김새가 매우 독특하였기에 악성 종양과 정상 신장조직과의 경계선을 찾는 것이 어려웠고, 또 이러한 점이 중요한 기점으로 작용되었습니다. 이에 로봇을 이용한 수술을 하기로 결정하였으며, 초음파를 적극적으로 사용하여 경계면을 정확하게 찾아내 좌측 부분신절제술을 시행하였습니다. 수술 후 시행한 조직 병리 검사상 악성 신장암으로 진단되었습니다. 현재 3년째 경과 관찰 중에 있으며, 재발이나 전이가 전혀 보이지 않고 있는 상태입니다.

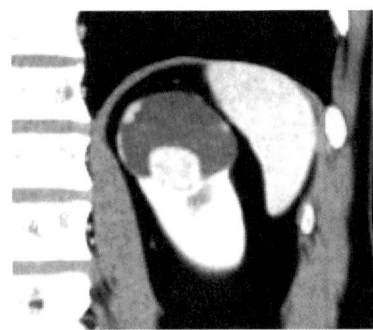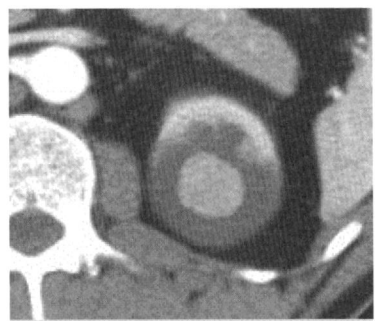

• 수술 전 시행한 컴퓨터단층촬영사진. 좌(종단면)/우(횡단면)

1-2. 환자가 증상을 보여 시행한 검사에서 신장 종양 발견되어 수술한 환자

　　내원 당시 기존부터 신장에 물혹이 있다는 사실을 알고 지

내온 50대 남성 환자였습니다. 좌측 상복부의 불편감에 대한 원인 감별을 위해 컴퓨터단층촬영 검사를 받았다고 하였습니다. 검사 결과 기존 물혹의 크기가 커졌을 뿐만 아니라, 물혹의 성질 또한 변하여 단순 물혹이 아닌, 악성일 가능성이 높다는 설명을 듣게 되어 수술적 치료를 위해 내원하였습니다. 컴퓨터단층촬영을 다시 진행하여 확인한 결과, 여전히 악성 가능성이 보이는 물혹으로 사료되었습니다. 이에 환자와의 상의 끝에 로봇보조 좌측 부분 신절제술을 시행하기로 하였습니다. 악성 가능성이 있는 물혹이 터지지 않게 정교한 수술이 필요했던 만큼, 로봇을 통해 꼼꼼하게 수술을 진행, 물혹을 말끔하게 절제해 내었습니다. 추후 시행한 병리 검사상 우려했던 대로 악성 신장암으로 진단되었습니다.

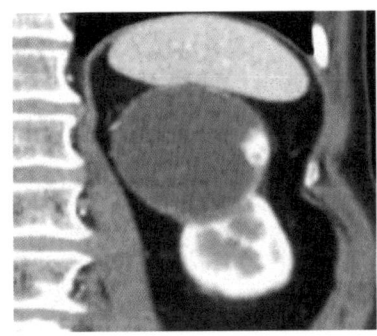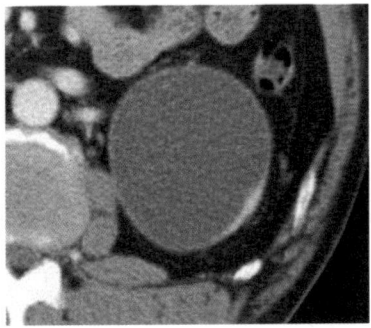

• 수술 전 시행한 컴퓨터단층촬영사진. 좌(종단면)/우(횡단면)

1-3. 신장암이 의심되어 수술하였으나, 양성 종양으로 보고된 환자

과거력이 없는 50대 여성 환자로, 간 수치 이상에 대한 원인 감별을 위해 시행한 복부초음파에서 우연히 좌측 신장 종양이 발견되었습니다. 이에 복부 컴퓨터단층촬영을 시행하였으며, 좌측 신장 종양에 대해 명확하지는 않지만, 악성 종양일 가능성을 배제할 수 없다고 확인되었습니다. 신장의 기능을 최대한 보존하기 위하여 로봇보조 부분신절제술을 시행하기로 결정하였습니다. 수술을 통해 신장 대부분을 보존하는데 성공하였습니다. 병리 검사상 혈관근지방종이라는 양성 종양으로 진단되었습니다. 이후 시행한 검사에서 신장 기능의 악화 없이 추적 중에 있습니다.

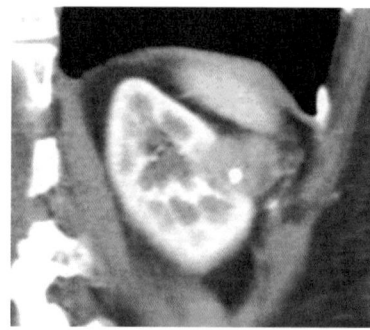 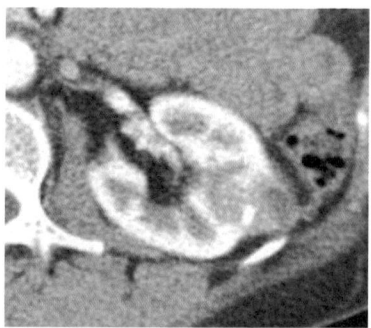

• 수술 전 시행한 컴퓨터단층촬영사진. 좌(종단면)/우(횡단면)

1-4. 영상학적 검사에서 진단이 명확하지 않아 조직검사를 시행하였고, 병리 검사 결과상 악성 신장암으로 보고되어 수술 시행한 환자 ①

해당 사례는 30대 여성 환자로 과거 2년 전 받은 건강검진에서는 아무 이상이 없었습니다. 그러나 내원 한달 전에 시행한 건강검진에서 복부 초음파 및 컴퓨터단층촬영을 받았는데, 우연히 우측 신장 종양이 발견돼 의뢰되었습니다. 다만, 가져온 컴퓨터단층촬영만으로는 이 종양이 악성 종양인지 불명확하여 자기공명영상까지 촬영을 진행하였고, 그럼에도 불구하여 악성 종양과 양성 종양의 구분이 명확하지 않았습니다.

이에 수술에 앞서 초음파를 통한 조직검사를 먼저 시행하였고, 조직검사 결과 신경세포에서 기원하는 종양으로 진단되었습니다. 환자와의 면밀한 상의 끝에 종양을 절제하는 것으로 계획을 세웠고, 쉽지 않은 위치였음에도 불구하고 로봇수술을 통해 종양을 정교하게 절재하였습니다.

떼어낸 종양을 다시 병리 검사로 확인한 결과 신경초종이라는 신경세포 기원 종양으로 진단되었습니다. 이후 3년간 지속적인 외래 경과 관찰 중에 있는데, 현재까지 특별한 재발이나 합병증 없이 지내고 있습니다.

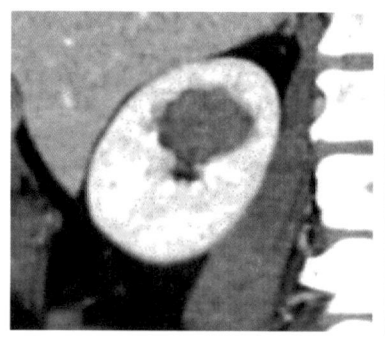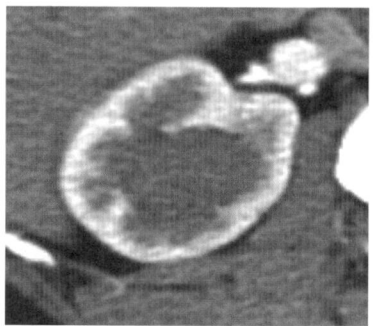

• 수술 전 시행한 컴퓨터단층촬영사진. 좌(종단면)/우(횡단면)

1-4. 영상학적 검사에서 진단이 명확하지 않아 조직검사를 시행하였고, 병리 검사 결과상 양성 종양 보고되어 추적 관찰한 환자 ②

특별한 과거력이 없던 50대 여성 환자로 건강검진차 시행된 복부 초음파검사에서 좌측 신장에 종양이 확인되어 내원하였습니다. 정확한 검사를 위해 컴퓨터단층촬영을 시행하였고, 악성보다는 양성 종양일 가능성이 더 높아 보이는 것으로 확인되었습니다. 다만, 증상과 더불어서 악성일 가능성을 완전히 배제할 수 없었기 때문에 신장 종양 조직검사를 시행하였습니다.

합병증 없이 조직검사를 잘 마치고 병리 검사 결과를 기다린 결과, 다행스럽게도 양성 종양으로 진단되어 이후 지속적으로 경과 관찰 중에 있습니다. 2년간 경과를 관찰하면서 촬영한 컴퓨터단층촬영상에서는 더 이상 변화 없는 상태인 것으로 확인되었습니다.

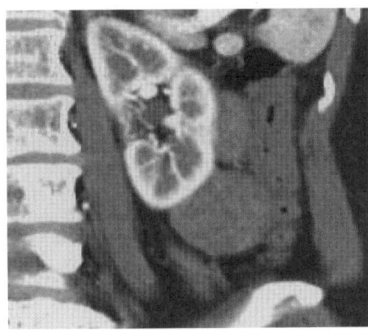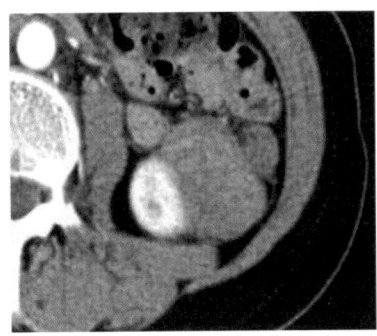

• 수술 전 시행한 컴퓨터단층촬영사진. 좌(종단면)/우(횡단면)

1-5. 작은 신장 종양으로, 적극적 감시(Active surveillance) 시행 중인 환자 ①

내원 당시 몸의 수의근을 제어하는 신경세포가 소멸되는 '근위축성 측삭 경화증'을 앓고 있던 80대의 고령 환자였습니다. 당시 촬영한 컴퓨터단층촬영에서 우연히 발견한 신장 종양이 보고되었습니다. 종양의 크기는 작은 상태로 나타나 부분신절제술이 가능하였지만, 환자의 전신 상태를 고려하여 적극적인 치료보다는 지속적인 경과 관찰(적극적 감시)을 시행하기로 결정하였습니다. 이후 주기적인 컴퓨터단층촬영을 시행하면서 계속해 경과를 관찰하고 있습니다.

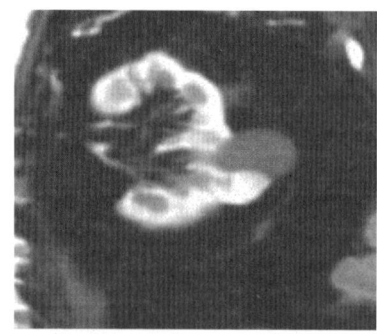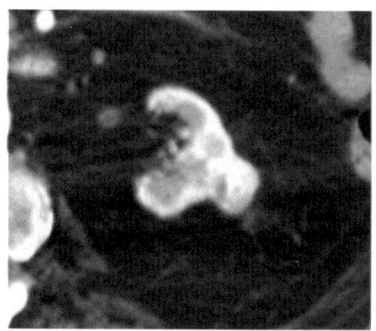

• 수술 전 시행한 컴퓨터단층촬영사진. 좌/우(횡단면)

1-5. 작은 신장 종양으로 추적 관찰 중 크기가 커져 수술 시행되는 환자 ②

상기 환자는 내원 당시 대장암 과거력을 가지고 있던 60대의 환자였는데, 대장암을 추적 관찰하던 중 실시한 컴퓨터단층촬영에서 우측 신장에 악성 종양으로 의심되는 병변이 나타나 의뢰되었습니다.

기저 질환 중 선천적으로 신장에 물혹이 많이 발생하는 다낭성 신낭종이라는 질환을 앓고 있었지만, 당시 시행한 검사에서는 단순 물혹이 아닌 악성 종양으로 사료되는 혹이 발견되었습니다. 이에 수술적 치료를 고민하던 중에 다시 재촬영한 컴퓨터단층촬영상에서 악성 종양으로 의심되는 혹이 1.5배로 커져 더 늦지 않게 적극적인 치료로 해결해 주고자 수술을 시행하였습니다.

다낭성 낭종으로 인해 신장 종양에 대한 접근에 어려움이 있었지만, 부분신절제술을 계획대로 시행하였고 조직병리 검사상 신장암으로 진단되었습니다.

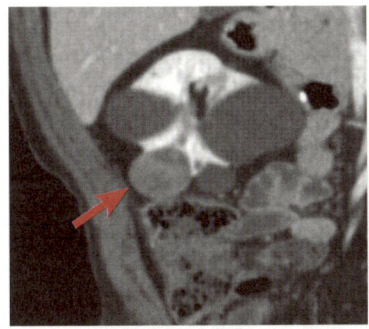 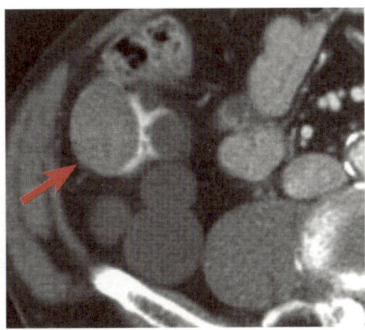

• 수술전 시행한 컴퓨터단층촬영사진. 좌(종단면)/우(횡단면)

2. 수술 후 재발하는 환자

2-1. 신장암으로 부분신절제술 후 경과 관찰 중 수술 절제면이 아닌 다른 부위에서 재발해 표적치료하는 환자 ①

내원 당시 20대 후반이었던 젊은 남성으로, 건강검진시 우연히 알게 된 우측 신장 종양에 대해 컴퓨터단층촬영을 시행한 후 의뢰되었습니다. 당시 컴퓨터단층촬영상 5cm 크기의 종양이 확인되어 개복하 부분신절제술을 시행하였고, 수술 후 병리 검사상 악성 신장암으로 진단되었습니다. 수술 후 3년이 경과하였을 때 복부 컴퓨터단층촬영상에서는 전이나 수술 부위의 재발 소견이 없었으나, 흉부 컴퓨터단층촬영상에서 악성 종양의 폐전이 소견이 확인되었습니다. 이에 신장암 표적치료를 시행하면서 치료 중에 있습니다.

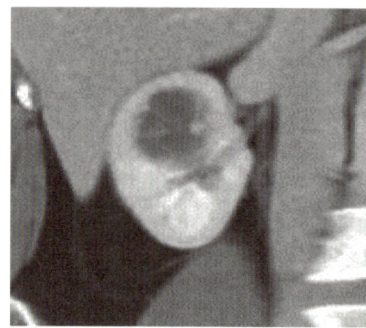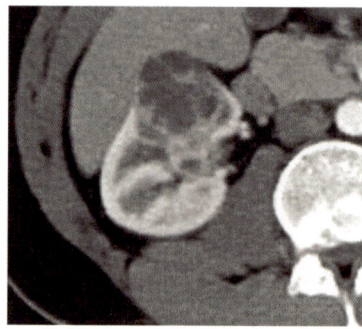

• 수술 전 시행한 컴퓨터단층촬영사진. 좌(종단면)/우(횡단면)

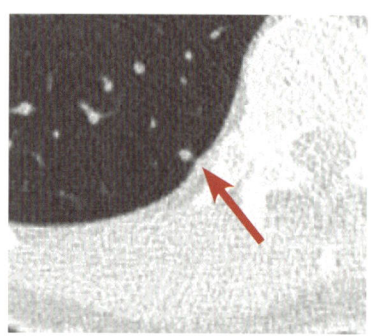

• 수술 후 시행한 컴퓨터단층촬영사진. 폐에 재발 소견

2-1. 신장암으로 부분신절제술 후 경과 관찰 중 수술 절제면이 아닌 다른 부위에서 재발해 표적치료하는 환자 ②

상기 환자는 건강검진에서 우연히 좌측 신장 종양이 발견되어 의뢰된 60대 여성으로, 당시 시행한 컴퓨터단층촬영상 좌측 신장에 3cm 크기의 종양이 발견되었고, 신장의 상부를 가득 채운 형태를 띄고 있었습니다. 이에 로봇보조 부분신절제술을 시행하였으며, 수술 후 병리 검사상 악성 신장암으로 진단되었습니다. 이후 추적 관찰을 하던 중, 수술 후 5년 시점에 시행한 컴퓨터단층촬영상에서 폐 전이 소견이 확인되었고, 이에 표적 치료를 시행하고 있습니다.

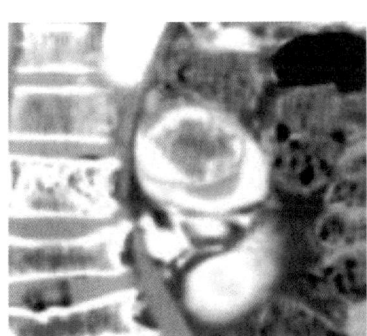 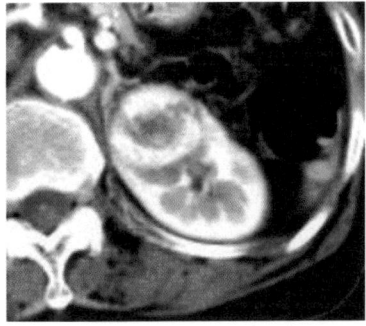

• 수술 전 시행한 컴퓨터단층촬영사진. 좌(종단면)/우(횡단면)

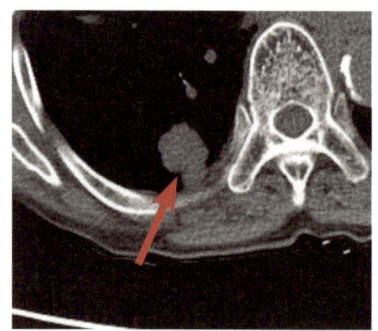

• 수술 후 시행한 컴퓨터단층촬영사진. 폐에 재발 소견

2-2. 신장암 부분신절제술 후 수술 절제면(신장)에서 재발해 근치적 신장절제술 시행받은 환자

무증상 혈뇨가 발생하여 시행한 컴퓨터단층촬영에서 우측 신장 종양이 발견되어 내원한 60대 남성으로, 당시 시행한 컴퓨터단층촬영에서 우측 신장의 절반을 차지하는 악성 종양이 보고되었습니다. 크기가 큰 종양이었지만 신장 기능을 보존하기 위해서 우측 부분신절제술을 시행하였으며, 해당 종양은 악성도가 높은 신장암으로 보고되었습니다. 이에 추적 관찰 간격을 짧게 하며 지켜보았는데, 수술 후 1년 뒤 우측 신장에 재발이 확인되었습니다. 이에 완벽한 종양 제거를 위해 우측 근치적 신장절제술을 시행하였으며, 이후 재발이나 전이 소견 없이 추적 관찰 중에 있습니다.

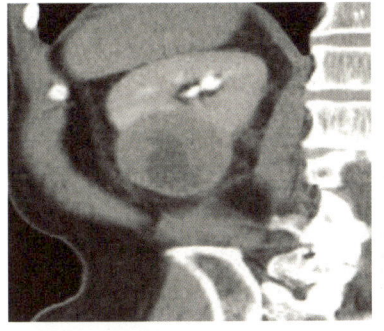 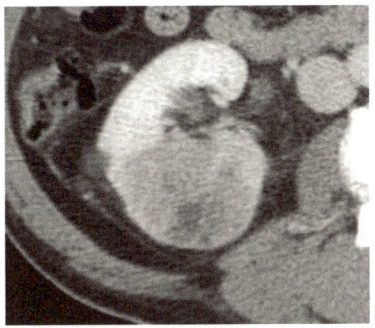

- 수술 전 시행한 컴퓨터단층촬영사진. 좌(종단면)/우(횡단면)

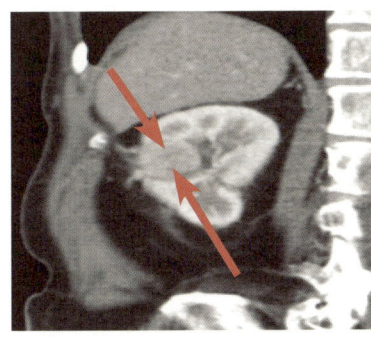 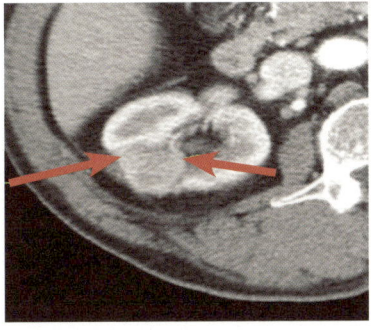

- 수술 후 외래 경과 관찰 시 시행한 컴퓨터단층촬영사진. 수술 절제면 재발 소견. 좌(종단면)/우(횡단면)

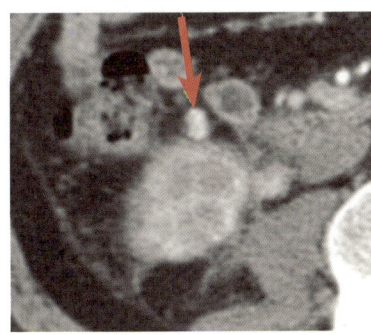 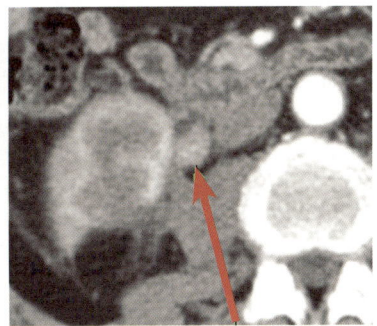

- 수술 후 시행한 컴퓨터단층촬영사진. 수술 절제면 재발 소견

2-3. 신장암 부분신절제술 후 수술 절제면(신장)에서 재발해 부분신절제술 시행받은 환자

2013년 겨울, 혈뇨를 동반한 만성 전립선염으로 내원하여 검사 도중에 방광암과 우측 신장 하극의 보스니악 3단계로 분류되는 형태의 2.2cm 크기의 낭종이 발견된 환자입니다. 환자의 당시 나이는 76세였습니다. 방광암에 대해서는 경요도적 방광종양절제술 및 방광내 BCG 주입술을 시행하였고, 신장의 낭종에 대해서는 경과를 관찰하다가 2014년 7월 8일에 부분신절제술을 시행하였습니다. 신장의 낭종은 다방성 낭종 타입의 신장암으로 확인되었습니다. ISUP 등급 2급이었고 병기는 1기였습니다. 이후 꾸준히 경과 관찰을 하였고, 2017년에 시행한 복부 전산화 단층촬영에서 우측 신장에 1.8cm 정도 크기의 신장암 재발 병변이 관찰되었습니다. 후향적으로 재분석을 했을 때 재발 병변은 2015년부터 조금씩 커진 병변임을 알 수 있었고 2018년에 시행한 복부 컴퓨터단층촬영에서도 크기가 2cm로 계속 커지고 있어 결국 재수술을 하기로 결정하였습니다. 2018년 11월 26일 두번째 부분신절제술을 시행 받았습니다. 해당 병변은 투명세포형 신세포암으로 확인되었습니다. ISUP 등급 2급이었고 병기는 1기였습니다. 이후 추적검사 중에 방광암의 재발이 발견돼 결국 근치적방광절제술 및 요관돌창자연결술까지 시행 받았습니다. 신장암에 대해서는 전이 및 재발 소견은 없는 상태입니다.

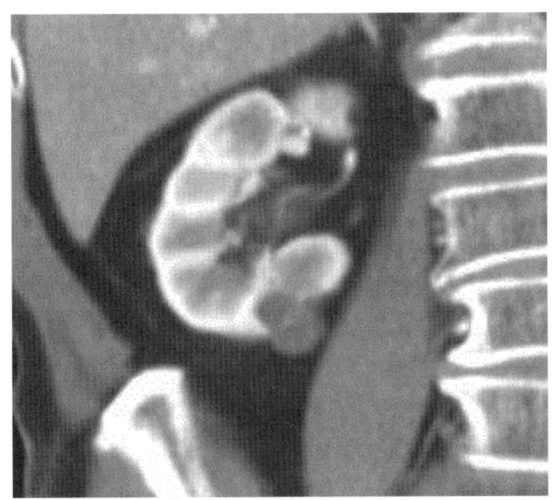

• 수술 전 시행한 컴퓨터단층촬영사진(종단면)

2-4. 신장암 근치신장절제술 후 재발해 전이병소절제술 시행받은 환자

2006년 당시 50세였던 남자로 육안적 혈뇨 증상으로 내원하여 시행한 복부 컴퓨터단층촬영검사에서 왼쪽 신장에 6.5cm 정도 지름의 구모양 종양이 발견되었습니다. 신장암일 가능성이 높아 보였습니다. 2006년 4월 12일, 왼쪽 신장에 근치적 신장절제술을 시행 받았습니다.

수술장 내 소견에서 종양의 크기가 복부 전산화단층촬영에서 보였던 것보다 조금 더 커져 있었고, 대동맥 옆에 크기가 커져 있고 딱딱하게 변해 있는 임파절들이 다수 관찰되어 그 또한 전부 절제하였습니다. 신정맥 내부에는 1단계의 종양 혈전 또한 관찰되었지만, 다행히 하대정맥까지 뻗어 있지는 않았습니다. 병리 검사 결과 종양은 투명세포형 신세포암으로 확인되었으며, ISUP 등급 4급이었고 병기는 3기였습니다.

수술 이후 인터페론, 인터루킨으로 보조면역화학요법을 시행하면서 경과를 관찰하였고, 그 과정에서 폐혈관 내부에 혈전이 관찰되어 와파린 치료 또한 시행받았습니다. 그러던 중 2008년 5월에 시행한 흉부 컴퓨터단층촬영 검사에서 5mm 정도 크기의 작은 결절 3개 정도가 왼쪽 폐 하엽에서 보였습니다. 이는 신장암의 전이일 가능성이 높아 보였습니다.

흉부외과에 의뢰하여 2008년 5월 16일, 흉강경하 폐엽절제술 및 종격동 임파절 절제술을 시행받았고 폐의 병변은 전이된 신세포암으로 확인되었습니다. 4기 신장암으로 안좋은 예후가 예상됐던 환자는 폐의 전이병소절제술 후 더 이상의 전이 및 재발 소견 없이 건강히 지내고 있습니다.

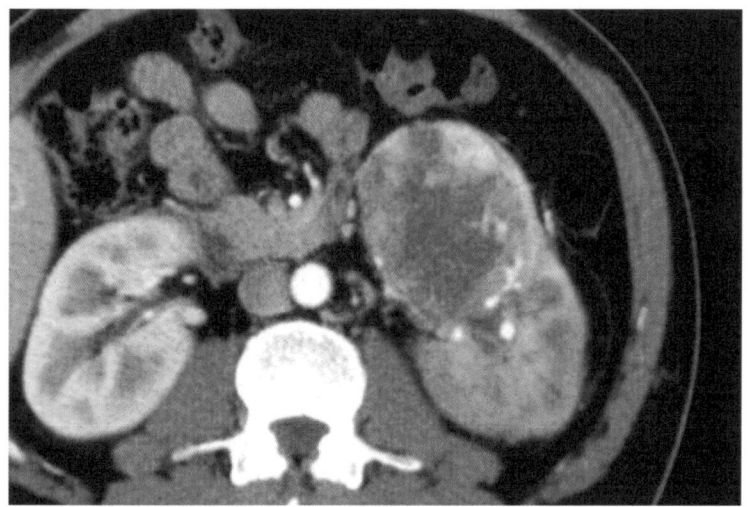

• 수술 전 시행한 컴퓨터단층촬영사진. (횡단면)

3-1. 정맥 혈전이 있는 신장암이 발견되어 수술받은 환자

고혈압, 당뇨 외에는 별다른 건강상의 이상 없이 지내오던 70대 후반의 남성으로, 육안적 혈뇨를 주소로 타병원을 경유하여 본원 외래로 내원하였습니다. 복부 컴퓨터단층촬영검사에서는 오른쪽 신장에 13cm 이상의 매우 큰 종양이 보였고, 종양 혈전이 신정맥과 하대정맥 내부로 뻗어서 간정맥 부위까지 올라가 있었습니다.

당장 환자가 사망한다고 해도 이상하지 않을 상황이었던 것입니다. 이러한 상황이 올 때까지 환자는 별다른 증상도 없었다고 하였습니다. 다만, 임파절이나 다른 원격 장기로 전이된 소견은 보이지 않았고, 이에 최대한 빨리 수술을 시행하기로 하였습니다. 신정맥 안의 덩어리들을 제거하기 위해서는 흉부외과의 보조가 필수적이어서 흉부외과와의 협진 수술로 진행되었습니다.

다행히 특별한 합병증 없이 환자는 회복되었으며, 병리 검사 결과 종양은 투명세포형 신장암, 병기는 3기였습니다. 이후 추가적인 치료 없이 지속적인 추적관찰 중에 있습니다.

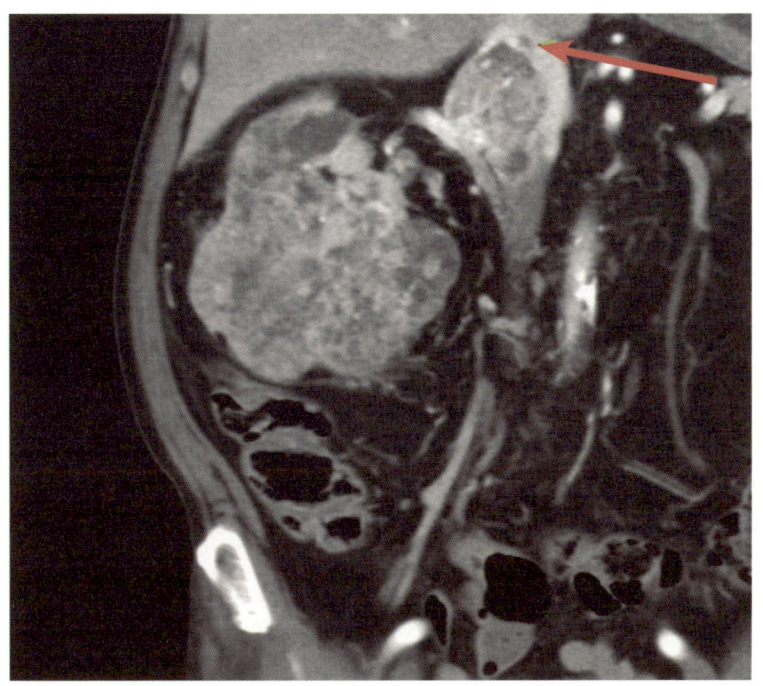

• 수술 전 시행한 컴퓨터단층촬영사진. (종단면)

3-2. 정맥 혈전이 있어 신장암이 발견되어 수술하지 못하고 전신치료 시행받은 환자

육안적 혈뇨를 주소로 내원한 80대 여성으로, 당시 시행한 복부 컴퓨터단층촬영 검사에서 오른쪽 신장에 신장암으로 의심되는 병변이 보였습니다. 이 병변은 꽤 진행이 된 상태로 보였는데, 신정맥을 통해 종양 혈전이 길게 형성돼 심장의 우심방 안에까지 퍼져 있는 것으로 관찰되었습니다.

수술 자체의 위험성을 고려하여 전신치료를 시행하기로 결정해 파조파닙이라는 표적치료제로 치료를 시작하였습니다. 파조파닙을 총 1년 4개월 정도 사용하였고, 종양은 어느 정도 줄어든 부분 관해 상태에 이르렀지만 약으로 인한 부작용 때문에 그 약을 계속해서 복용하기는 어려운 상태였습니다.

이에 악시티닙이라는 2차 표적치료제로 변경해 현재까지 투여하고 있습니다. 다행스럽게도 현재까지도 부분 관해 상태가 유지되고 있습니다. 환자는 오랜 투병으로 인해 힘들고 지친 상태이긴 하지만, 전신치료에 대한 반응이 좋아 통상적인 기대 생존률(진단 당시에도 기대 여명이 매우 짧을 것이라고 예상되었다)보다 긴 3년 수개월이상을 생존하였습니다.

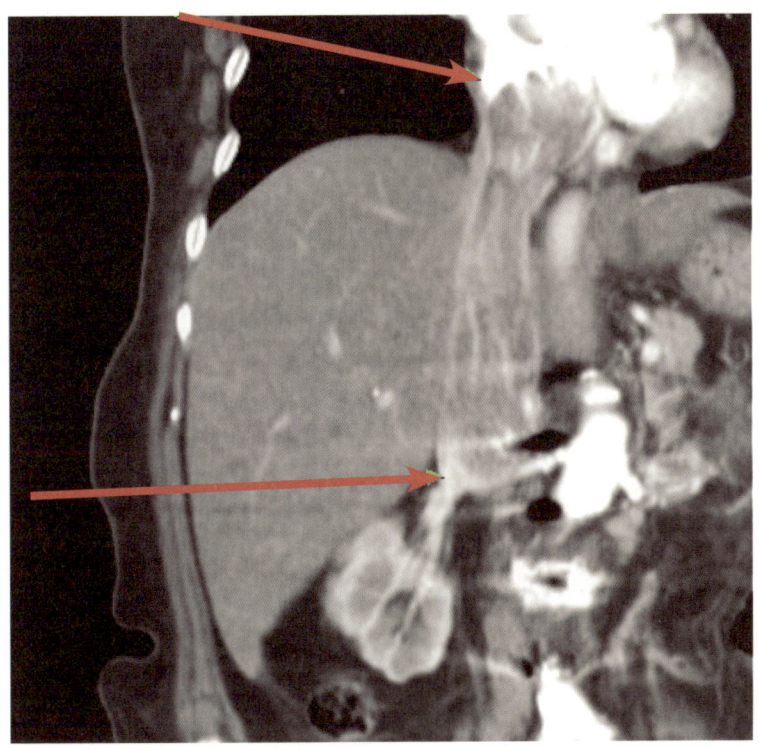

• 처음 발견된 당시 시행한 컴퓨터단층촬영사진. (화살표가 가리키는 것은 하대정맥부터 심장까지 퍼진 종양 혈전.)

3-3. 처음 발견 당시부터 전이성 신장암으로 표적치료 등의 약물 치료 후 세포감퇴신절제술 시행받은 환자

60대 후반의 남성 환자로 3개월 전부터 발생한 체중감소 및 혈변을 주소로 타병원에서 복부 컴퓨터단층촬영 검사를 시행하였습니다. 검사 결과에서 왼쪽 신장에 암 소견이 보여 본원에 내원하게 되었습니다. 이전 병원에서 시행한 복부 컴퓨터단층촬영에서는 대동맥 근처의 임파절 및 동측의 부신으로도 암이 퍼져 있는 것으로 보고되었습니다.

복부 컴퓨터단층촬영으로 보았을 때 공격성이 강한 형태의 신세포암일 것으로 사료되었으며, 확실한 진단을 위해 조직검사를 시행한 결과 분화도가 나쁜 암종으로 보고되었습니다. 이에 젬시타빈-시스플라틴을 병용하는 항암치료를 2회, 이후 템시롤리무스라는 표적치료제를 14회 시행하였습니다.

이후 종양의 범위가 줄어든 왼쪽 신장에 대해서 세포감퇴근치적신절제술을 시행하였습니다. 수술시 종양의 크기는 지름 7cm 정도의 원 형태였고, ISUP 등급 4로 보고되었습니다. 수술 이후 파조파닙이라는 표적치료제를 이용하여 계속해 치료를 이어갔지만, 수술 이후 1년 정도 후에 시행한 뇌 자기공명영상에서 뇌의 암전이 소견이 나타나 감마나이프 수술을 받게 되었습니다. 그 다음해에도 다시 새로운 뇌의 암전이 소견이 관찰돼 다시 한번 감마나이

프 수술을 시행 받았습니다.

계속해서 치료를 하고 있지만, 뇌전이가 동반된 만큼 예후는 좋지 않을 것으로 생각됩니다.

** 세포감퇴신절제술의 경우, 특정 환자군에서만 생존의 이득이 있는 것으로 보고되고 있으며, 수술의 시기에 대해서도 논란의 여지가 있어, 여러 과의 전문가들을 망라한 심도 있는 논의가 필요하다.

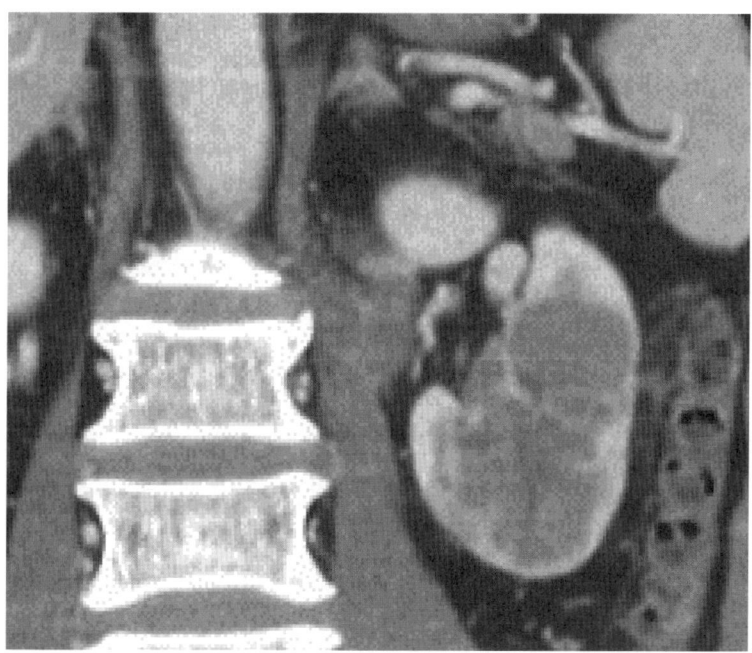

• 컴퓨터단층촬영사진에서 보이는 신장의 병변. (종단면)

3-4. 표적치료를 시행하였으나, 진행하여 면역치료를 시행받은 환자

타병원에서 폐와 쇄골하 임파절 전이를 동반한 신장암 치료를 받아 왔던 50대 후반의 남성 환자로 2018년 6월 본원에 내원하였습니다. 2016년 11월, 타병원에서 왼쪽 신장에 대한 세포감퇴근치적신절제술을 시행했었고, 2017년 3월부터 표적치료제인 수텐을 복용하기 시작했었습니다. 약 1년간 수텐을 복용한 이후 질병이 진행하였으며, 이에 에버롤리무스라는 2차 표적치료제를 복용하기 시작한 상태로 의뢰되었습니다. 내원 당시 시행한 검사에서 질병 진행이 보고되어 옵디보라는 면역항암제로 변경하여 투여하였으며, 1년 반 정도 질병은 잘 조절되었습니다.

하지만 이후 경추와 폐에서 새로운 전이가 관찰돼 2019년 12월부터 카보메틱스라는 또 다른 표적치료제로 변경하여 투여하기 시작하였습니다. 하지만, 경추의 병변으로 인한 합병증이 심화돼 2020년 10월, 경추의 척추체제거술을 시행 받았습니다.

카보메틱스 투여 이후 부분 반응으로 평가되어 치료 중인 상태입니다.

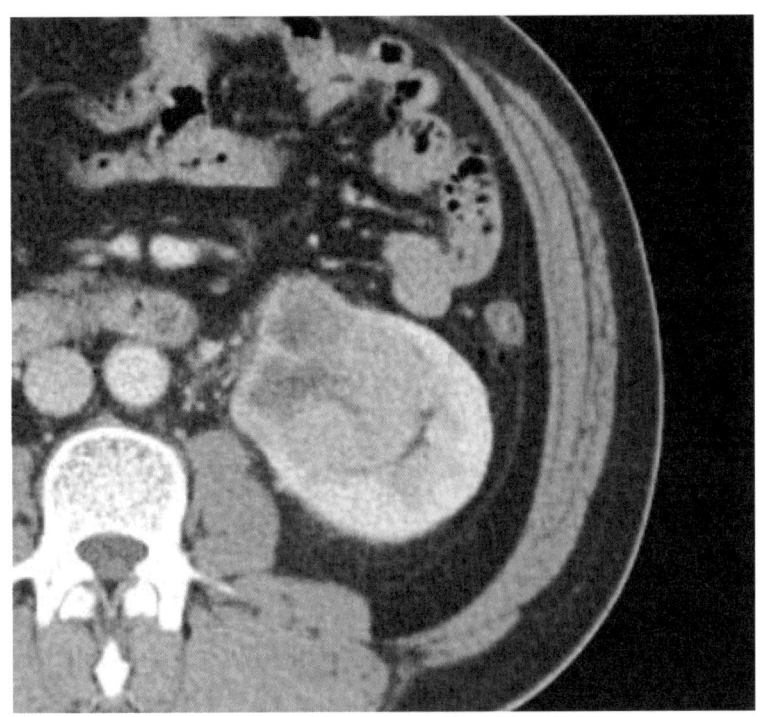

• 진단 당시 컴퓨터단층촬영사진에서 보인 신장의 병변. (횡단면)

3-5. 다단계 약물치료 시행하였으나, 질병 진행으로 사망한 환자 ①

　타병원에서 말기 신장암으로 진단된 60대 여성 환자가 2010년 12월에 본원으로 의뢰되었습니다. 내원 당시 왼쪽 신장에

10cm 크기의 신장암이 관찰되었고, 신장 주변의 후복막강에도 2개 이상의 작은 종양들이 함께 보고되었습니다. 양쪽 폐에도 1cm 이하의 다발성 종양 전이가 관찰되었습니다. 내원 후 왼쪽 신장에 대한 세포감퇴근치적신절제술을 먼저 시행하였으며, 투명세포형 신장암, ISUP 등급은 3등급으로 보고되었습니다. 한달 뒤 무렵 양쪽 폐전이 병변에 대해서 전이병소절제술을 시행하였습니다.

이후 전신 치료를 시작하였고 1차 표적치료제로 수텐을 복용하였습니다. 6개월 사용 후에 질병이 진행하여 에버롤리무스라는 2차 표적치료제로 변경하였습니다. 하지만 폐합병증으로 인하여 약물 사용을 중단하였고, 이후 2012년 1월부터 소라페니브라는 3차 표적치료제로 변경하여 투여하기 시작하였습니다.

이후 장기간 질병이 조절 되었지만, 2018년 6월 폐와 부신, 뼈에 다시 새로운 전이 소견이 나타났다. 진행성/전이성 신장암은 고칼슘혈증을 동반하는 일이 종종 있는데, 이 환자의 경우에도 전신으로 퍼진 암과 그로 인해 발생한 고칼슘혈증 등 전이와 고칼슘혈증이 야기한 다양한 증상들로 전신상태가 매우 악화되고 있었습니다.

사실상 임종 단계에 접어들었다고 판단됐지만, 당시 신약으로 사용이 승인된 옵디보라는 면역항암제를 4차 치료제로 투여하기로 하였습니다. 하지만 질병 진행은 지속되었습니다. 이에 5차 치료제로 렌바티닙이라는 표적치료제로 변경하여 다시 치료하였지만, 이 역시 부작용으로 인하여 치료가 중단되었습니다. 이후 환자는 고칼슘혈증과 기타 전해질 이상으로 사망하였습니다.

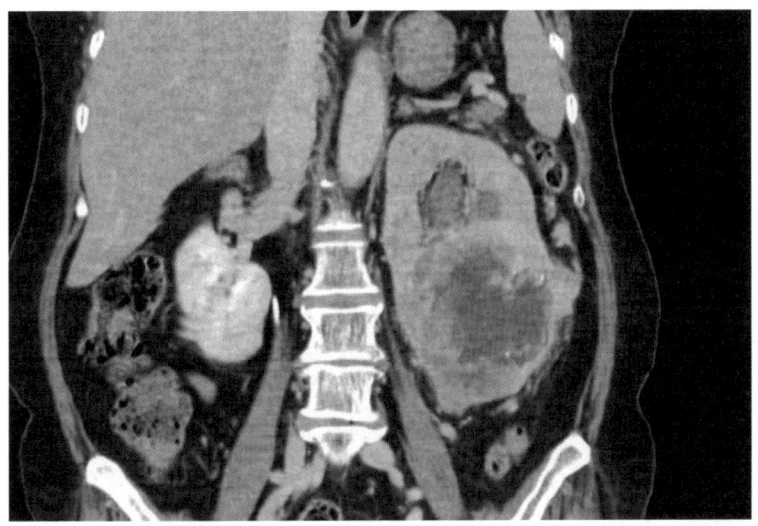

• 첫 발견 당시의 컴퓨터단층촬영사진에서 보이는 신장암. (종단면)

3-5. 다단계 약물치료 시행하였으나, 질병 진행으로 사망하는 환자 ②

 갑자기 발생한 옆구리 통증을 주소로 50대 남성이 응급실을 통하여 내원하였습니다. 당시 시행한 복부 컴퓨터단층촬영에서 14cm 크기의 우측 신장 종양이 관찰되었는데, 이는 신장암에 합당한 소견이었고 그 일부가 진행하다가 터지면서 옆구리 통증이 발생한 것으로 보였습니다. 또한 영상 검사에서 간과 요추로의 전이도 같이 보고되었습니다. 이에 시행한 조직검사에서 투명세포형 신세포암으로 보고되었으며, 수텐이라는 1차 표적치료제를 시작하였습니다. 요추의 병변에는 방사선 치료를 시행하기로 했지만 질병 진행 속도가 빨라 환자 및 보호자와의 상의 하에 호스피스 병원으로 전원 하였습니다.

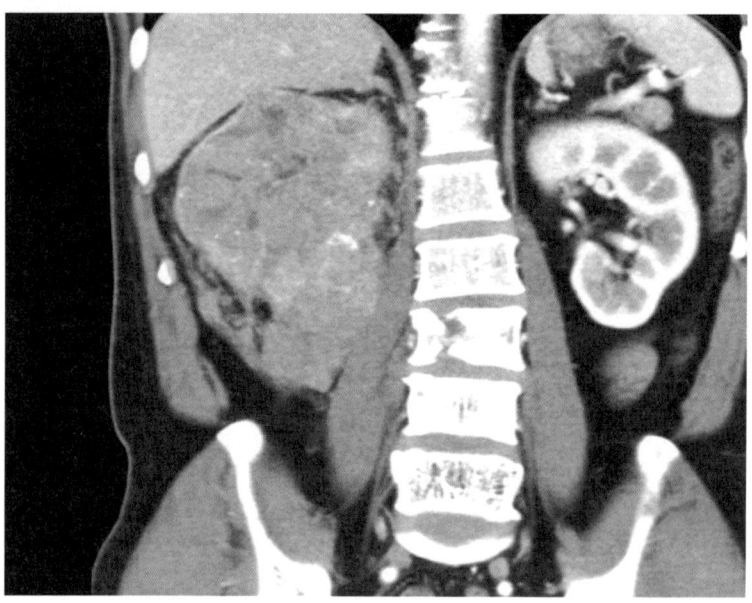

• 첫 발견 당시의 컴퓨터단층촬영사진에서 보이는 신장암. (종단면)

3-6. 처음 발견 당시부터 전이성 신장암으로 진단되어 세포감퇴신절제술 후 표적치료(± 방사선치료) 시행받은 환자 ①

4개월 전부터 발생한 우측 어깨 통증으로 60대 남성이 내원하였습니다. 내원 전 타병원에서 엑스레이 검사 등에서 별다른 이상 소견이 없어 진통제 주사, 침 치료 등을 받았지만 오히려 통증은 점점 더 악화되기만 하였습니다.

내원 후 어깨관절 자기공명영상 검사를 시행하였고 전이된 암으로 보이는 종양이 어깨에서 발견되었습니다. 그리고 당시 시행한 복부 컴퓨터단층촬영 검사에서 왼쪽 신장에 9cm 가까운 크기의 종양이 관찰되었습니다. 양전자방출단층촬영 및 뼈스캔 검사 등을 시행하였고, 그 결과들을 종합해 봤을 때 신장암이 진행되어 우측 어깨뼈까지 전이된 상태였을 뿐만 아니라, 동시에 다발성 폐전이도 동반된 신장암으로 사료되었습니다.

몇 가지 치료 옵션을 두고 고민을 한 결과, 세포감퇴신절제술을 시행하고 나서 표적치료를 시행하기로 계획을 세웠다. 2017년 9월 왼쪽 신장에 대해서 세포감퇴근치적신절제술을 시행하였고, 이 종양은 투명세포형 신세포암으로 보고되었습니다. 이후 1차 표적치료제로 수텐을 시작하였으며, 부분 반응을 보였습니다. 즉, 주기적으로 시행한 영상 검사에서 폐와 우측 어깨뼈의 전이된 신장암 크기는 처음 발견 당시에 비해서 확연히 줄어들었음을 확인할 수 있었습니다.

현재까지 수텐을 복용하고 있으며, 가장 최근에 시행한 뼈스캔 및 복부 컴퓨터단층촬영 검사에서도 전이된 암의 크기는 여전히 작게 유지가 되는 상태며, 다른 장기로 전이가 진행된 소견도 보이지 않았습니다.

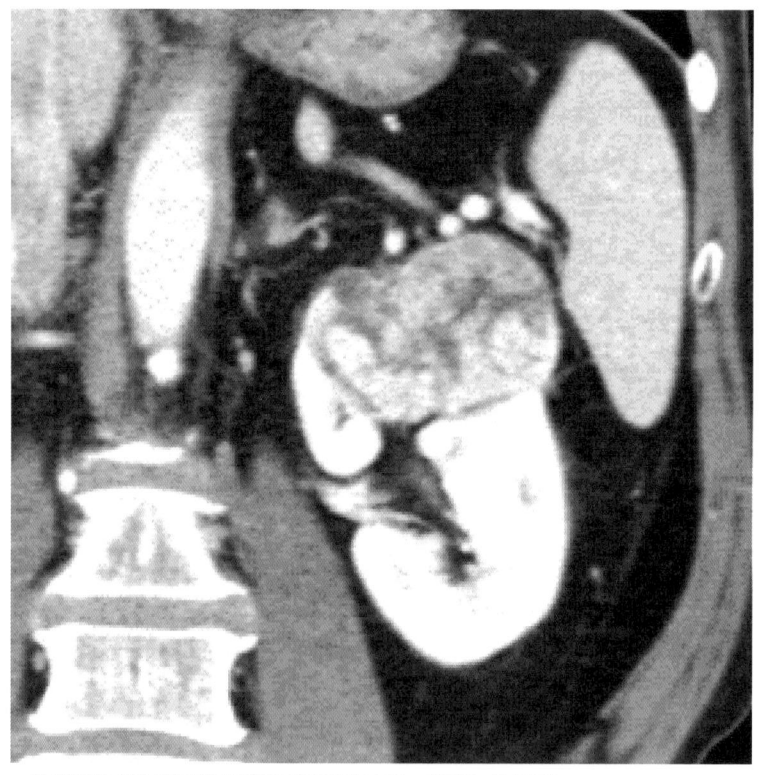

• 첫 발견 당시의 컴퓨터단층촬영사진에서 보이는 신장암. (종단면)

3-6. 처음 발견 당시부터 전이성 신장암으로 진단되어 세포감퇴신절제술 후 표적치료 (± 방사선치료) 시행받은 환자 ②

2018년, 70대 후반의 여성이 체중감소 및 현미경에서 혈뇨가 보이는 증상을 주소로 내원하였습니다. 일반적인 검사들과 함께 복부 컴퓨터단층촬영 검사를 시행하였는데, 검사 결과 오른쪽 신장에 7.5cm 크기의 신장암으로 의심되는 종양이 보이고 있었습니다. 대동맥 옆의 임파절도 비정상적으로 커져 있었습니다. 아마도 이는 신장암의 전이일 것으로 생각되었습니다.

2018년 1월, 로봇을 이용하여 오른쪽 신장에 대한 근치적 절제술과 대동맥 주위의 전이가 의심됐던 임파절들에 대한 절제술이 동시에 시행되었습니다. 병리 검사 결과 임파절들에서는 암세포가 발견되지 않았고, 수술 병기 2기로 분류됐지만, 떼어낸 신장의 종양이 통상적인 신장암이 아닌 예후가 좋지 않은 육종 형태의 신장암인 것으로 보고되었습니다.

수술 후 3개월에 시행한 복부 및 흉부 컴퓨터단층촬영 검사에서 이미 양쪽 폐와 방광 주변으로의 전이 소견이 관찰되었습니다. 이에 템시롤리무스라는 1차 표적치료제로 치료를 시작하였지만, 폐합병증이 발생하여 약물을 중단하게 되었습니다. 이후 수텐이라는 2차 표적치료제로 변경하였지만, 폐합병증은 지속되었습니다.

환자는 고령이었고 급속도로 퍼진 암으로 인해 전신 상태가 좋지 않았습니다. 심지어 폐렴으로 인해 발생한 폐부종으로 기도 삽관까지 시행하기도 하였습니다. 결국 이로 인해 암에 대한 모든 치료는 중단하고 호스피스 병원으로 전원되었습니다.

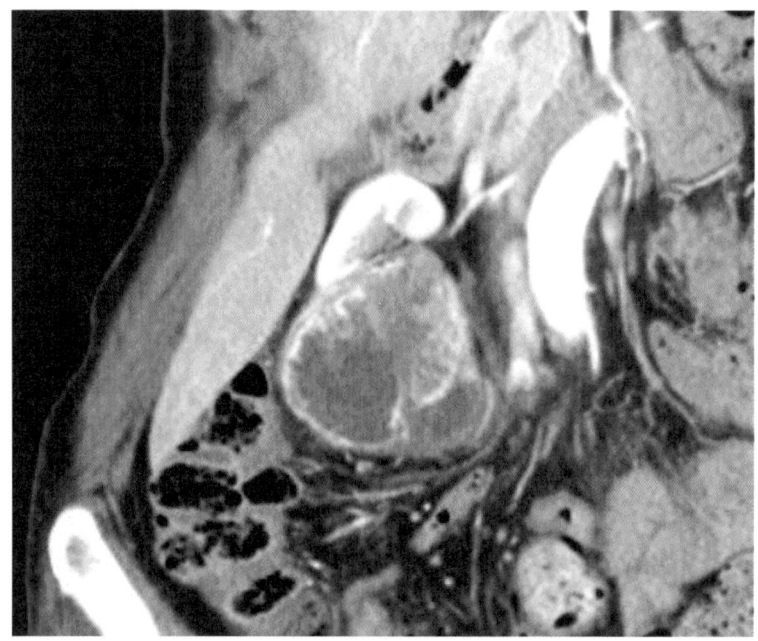

• 첫 발견 당시의 컴퓨터단층촬영사진에서 보이는 신장암. (종단면)

3-7. 처음 발견 당시부터 전이성 신장암으로 진단되어 세포감퇴신절제술 후 표적치료 시행하였으며, 이후 재발하여 전이 병소절제술 시행받은 환자

3년 전 60대 중반의 여성이 몸이 붓는 증상을 주소로 내원하였습니다. 사구체신염 의심 하에 검사를 진행, 복부 컴퓨터단층촬영 검사에서 오른쪽 신장에 종양과 함께 대동맥 주변의 임파절이 비정상적으로 커져 있었습니다. 왼쪽 목과 쇄골부위에도 커져 있는 임파절들이 발견되었습니다. 커져 있는 임파절들을 대상으로 조직검사를 시행하였는데, 전이성 신장암으로 보고되었습니다.

환자의 기저 신기능이 좋지 않아 신장을 최대한 보존할 수 있도록 부분신절제술을 시행하기로 하였습니다. 2017년 11월 로봇보조 부분신절제술을 시행하였으며, 동시에 대동맥 주위의 전이된 임파절들도 제거하였습니다. 이비인후과 협진 수술을 시행하여 목과 쇄골부위의 전이된 임파절들도 같이 절제하였습니다. 병리검사에서는 투명세포형 신세포암으로 보고되었습니다.

이후 1차 표적치료제로 수텐을 시작하였습니다. 하지만 신기능 저하 소견이 보여 단기간 사용 후 중단하였습니다. 당시에 병변들은 모두 수술로 제거된 상태였기 때문에 영상 검사를 하면서 추적 관찰하기로 하였습니다. 수술 후 2년 무렵 시행한 복부 컴퓨터단층촬영 검사에서 대동맥 주변의 임파절 전이 소견이 관찰되었으며, 이에 대해서 2019년 8월 복경경하 대동맥 주변 임파절 절제술을 시행하였습니다. 병리검사에서 전이성 신장암으로 보고되었습니다.

이후 추가적인 전신치료 없이 경과 관찰 중이며 전이 병소는 관찰되지 않고 있습니다.

** 전이성 신장암에서는 전이병소 전체가 수술적 치료로 완전히 제거가 가능할 경우, 이러한 전이 병소절제술이 하나의 치료 옵션이 될 수 있다.

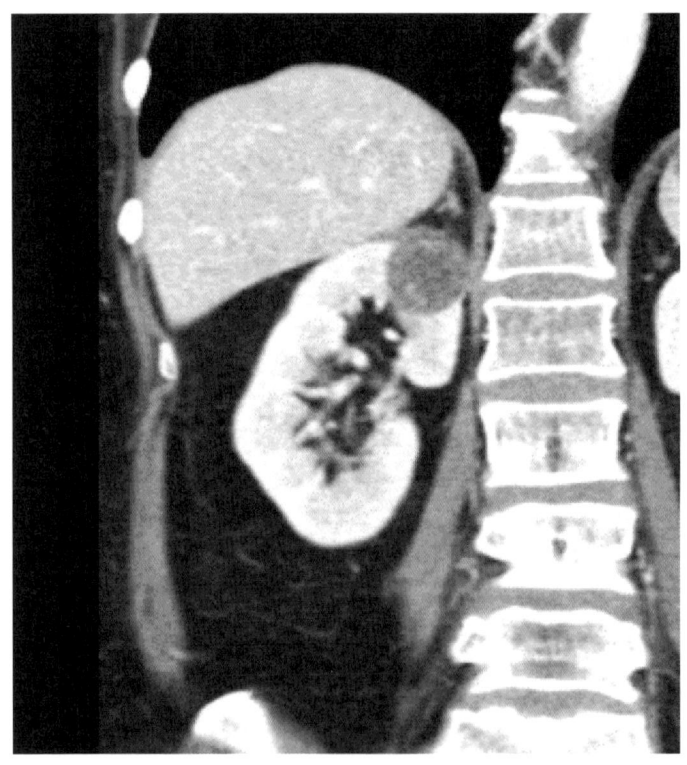

• 첫 발견 당시의 컴퓨터단층촬영사진에서 보이는 신장암. (종단면)

3-8. 처음 발견 당시부터 전이성 신장암으로 진단되었으나, 수술 시행하지 못하고, 표적치료 및 전이 부위 전이 병소절제술(감마나이프, 방사선치료 등) 만을 시행받은 환자

    2017년 고관절 통증으로 시행한 검사에서 발견된 전이성 신세포암을 주소로 의뢰된 60대 여성환자입니다. 당시 시행한 복부 컴퓨터단층촬영 검사에서 왼쪽 신장에 7cm 정도 크기의 종양이 발견되었으며, 종양은 왼쪽 신정맥까지 뻗어 있었습니다. 대동맥 주변부의 임파절 종대 소견 및 양측 폐전이 소견도 같이 관찰되었습니다. 이에 조직검사를 시행하였으며 투명세포형 신세포암으로 보고되었습니다.

    환자의 고관절 통증 조절을 위해서 2017년 11월 왼쪽 고관절에 반관절성형술을 시행하였습니다. 이후 회복 기간 중 발생한 신경학적 증상(왼쪽 입이 아래로 처지고 왼편 몸에 힘이 들어가지 않는다)에 대해 시행한 두경부 컴퓨터단층촬영 검사에서 뇌전이 소견이 관찰되었습니다. 이에 대해서 감마나이프 수술을 시행하였으며, 회복 후 1차 표적치료제로 파조파닙을 시작하였습니다.

    이후 추적 중 연고지 병원으로의 전원을 희망해 더 이상의 추적은 불가능해졌습니다.

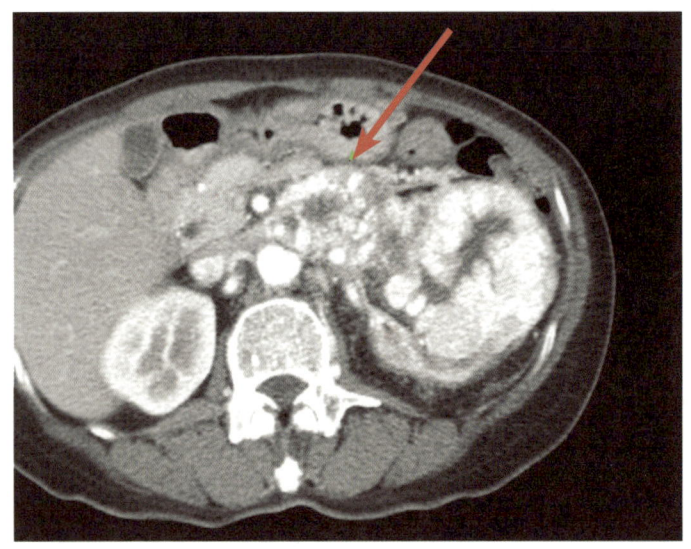

• 첫 발견 당시의 컴퓨터단층촬영사진에서 보이는 신장암과 비정상적으로 커진 대동맥 주위의 임파절(화살표)들. (횡단면)

3-9. 전이성 신장암 오랜 투병에도 생존한 증례 ①

2009년, 50대 중반이던 한 환자는 소변에 피가 나오는 증상으로 검사를 받다가 신장암을 진단받았습니다. 이미 폐까지 암이 퍼진 상태였고, 병기는 4기였습니다. 하지만 이 환자는 암이 퍼진 상태에서도 15년이 지난 지금까지 건강히 살아가고 있습니다. 그동안 다섯 번의 수술과 세 가지 항암제 치료, 그리고 네 차례의 방사선 치료를 받으며 꾸준히 암을 관리해왔습니다.

제가 지금도 잊지 못하는 건, 처음 수술을 할 때 환자가 했던 말입니다.

"딸아이 결혼할 때까지만이라도 살고 싶어요."

다행히 그때 도입된 지 얼마되지 않은 '수텐'이라는 새로운 표적치료제를 사용해 좋은 효과를 얻을 수 있었고, 그 이후 수술 기술과 방사선 치료법이 발전하면서 암이 재발하더라도 적극적으로 치료를 이어갈 수 있었습니다. 환자의 강한 의지와 꾸준한 체력 관리 덕분에 지금까지 좋은 상태로 유지할 수 있었다고 생각합니다.

환자의 기나긴 치료 여정을 살펴봅니다.

환자의 치료 경과

- 2009년 12월: 왼쪽 신장암을 로봇수술로 제거(병리 결과: 신장암, 병기 pT3bN0, 악성도 4단계)
- 2010년 1월: 양쪽 폐로 전이된 암 병변을 수술로 제거 (우측 폐 일부와 좌측 폐 하엽 절제)
- 2011년 5월: 표적항암제 수텐(성분명: 수니티닙) 치료 시작
- 2012년 10월: 수텐 치료 중 갑상선기능저하증 발생, 치료 후 호전
- 2014년 6월: 폐에 추가로 나타난 전이 병변에 대해 수술 대신 수텐 지속 복용 결정
- 2017년 9월: 우측 폐 재발 병변을 흉강경(VATS) 수술로 제

거하고, 수텐 치료 중단

- 2018년 10월: 췌장으로 전이된 암을 복강경 수술로 제거
- 2019년 6월: 좌측 폐 전이 병변에 정밀 방사선 치료(SBRT) 시행
- 2020년 2월: 우측 폐 전이 병변에 추가 방사선 치료(SBRT) 시행
- 2020년 3월~4월: 뇌 전이 병변에 감마나이프 방사선 수술 총 3차례 시행
- 2021년 5월: 좌측 폐에 추가로 발견된 전이 병변에 방사선 치료(SBRT) 다시 시행
- 2021년 11월: 국내 개발 면역항암제 신약 임상시험 참여 (2022년 12월까지, 암 부분 반응 확인)
- 2023년 12월: 암 진행이 천천히 진행된 상태에서 2차 표적 치료제 인라이타(성분명: 엑시티닙) 복용 시작
- 2024년 2월: 인라이타 지속 복용
- 2024년 9월: 인라이타 부작용(구내염 악화)으로 용량 감량 (하루 4mg)

최근 검사에서 종양 크기는 안정적이며, 혈액종양내과에서 치료받으며 꾸준히 경과 관찰 중입니다. 앞으로도 지금처럼 잘 관리되어 건강하게 지내시길 진심으로 바랍니다.

3-9. 전이성 신장암 오랜 투병에도 생존한 증례 ②

2017년 여름, 60대 후반의 남성 환자는 소변에 피가 섞여 나오는 증상으로 병원을 찾았다가 오른쪽 신장에 암이 있다는 진단을 받고 신장을 제거하는 수술을 받았습니다. 하지만 수술 이후 암이 몸의 다른 곳으로 퍼졌고, 이후에도 네 차례의 수술, 다섯 차례의 방사선 치료, 그리고 네 가지 항암약제를 이용한 치료를 꾸준히 받았습니다. 그 결과, 2024년 여름부터 암의 진행이 멈추었고 지금까지 안정된 상태를 유지하고 있습니다.

환자의 치료 경과

- 2017년 8월: 혈뇨로 진단된 오른쪽 11cm 신장암 진단 후 수술로 제거 (병리 결과: 신세포암, 투명세포형, 병기: 3기, 악성도 4단계)
- 2018년 1월~2월: 수술 당시 애매했던 폐 전이가 명확해져 표적 항암제 수텐(성분명: 수니티닙) 치료 시작 (이후 병이 진행하여 중단)
- 2018년 4월~2020년 3월: 면역 항암제 옵디보(성분명: 니볼루맙) 치료 총 36회 시행
- 2018년 8월: 폐로 전이된 암을 흉강경 수술로 제거
- 2018년 11월: 뇌 전이 병변에 감마나이프 방사선 수술 시행
- 2019년 8월: 뇌로 전이된 암을 개두술(머리를 열고 하는 수술)

로 제거

- 2020년 2월: 뇌 전이 병변에 두 번째 감마나이프 방사선 수술 시행
- 2020년 7월~8월: 표적 항암제 아바스틴(성분명: 베바시주맙) 치료 시행 (2회 투약)
- 2021년 1월: 뇌 전이 병변을 다시 개두술로 제거하는 수술 시행
- 2021년 3월: 뇌 수술 부위에 방사선 치료 시행 (총 40Gy, 16회에 걸쳐 진행)
- 2022년 3월~2023년 3월: 표적 항암제 카보메틱스(성분명: 카보잔티닙) 치료 시행
- 2022년 4월~5월: 뇌 전이 병변에 세 번째 감마나이프 방사선 수술 시행
- 2024년 6월: 복부 후복막강에 있는 단독 전이 병변에 완화 목적의 방사선 치료 시행 (총 40Gy, 10회에 걸쳐 진행)
- 2025년 3월 (최근 외래 방문): 환자는 치료 후 현재까지 좋은 상태를 유지하고 있으며, 추가적인 병변 없이 잘 지내고 있음.

이 환자는 진단 이후 꾸준한 수술, 방사선, 항암 치료를 받으며 전이된 암을 적극적으로 관리하였고, 현재는 항암치료 없이 좋은 경과를 유지 중인 사례입니다. 마지막으로 1년간 사용한 카보

메틱스가 이 환자에게는 잘 맞았던 것 같습니다. 체력이 되는 한 열심히 치료에 임하는 것이 도움되는 경우입니다.

4-1. 신장암 부분신절제술 후 수술 절제면(신장)에서 재발해 고주파열치료(RFA)를 시행받은 환자 ①

2004년, 60세 남성이 간수치 이상 소견으로 시행한 초음파 검사에서 10cm 크기의 우측 신장 종양이 발견돼 의뢰되었습니다. 복부 컴퓨터단층촬영상 우측에 10cm, 좌측에 2cm 크기의 양측성 신장암 의심 소견이 관찰되었습니다. 이에 우측은 개복하 근치적 신장절제술을, 좌측은 개복하 부분신절제술을 시행하였습니다. 병리 검사상 양측 모두 투명세포형 신장암으로 진단되었습니다.

이후 재발 소견 없이 추적 관찰 하던 중, 2008년 좌측 신장에 재발이 의심되는 2cm 크기의 병변이 있어 이에 대해 고주파 열치료(RFA)를 시행하였습니다.

환자는 이후에도 2012년, 2015년 동측 신장에 재발 의심 소견 있어 2차 및 3차 고주파열치료를 받았습니다. 아울러 우측 폐에 전이 소견이 있어 2015년 흉강경하 폐엽 절제술 시행, 2016년에는 뇌전이 소견으로 개두술 및 감마나이프 수술을 시행하였습니다. 질병의 증거 없이 추적 관찰을 지속하고 있습니다.

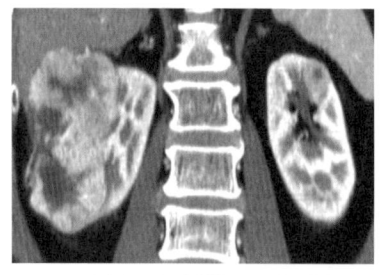 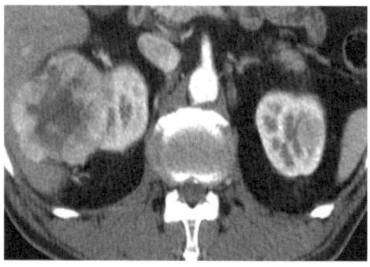

• 2004년 수술 전 시행한 컴퓨터단층촬영사진. 좌(종단면)/우(횡단면)

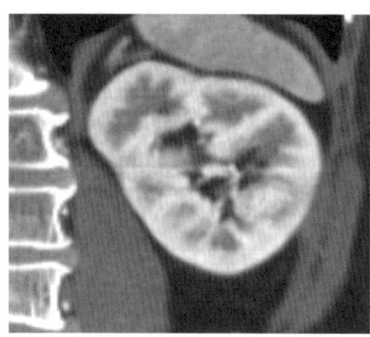 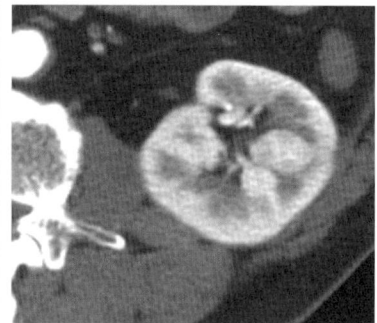

• 2008년 고주파열치료전 시행한 컴퓨터단층촬영사진. 좌(종단면)/우(횡단면)

4-1. 신장암 부분신절제술 후 수술 절제면(신장)에서 재발해 고주파열치료 (RFA)를 시행받은 환자 ②

2017년, 49세 남성이 심한 기침을 주소로 시행한 흉부 컴퓨터단층촬영에서 2.9cm 크기의 좌측 신장 종양이 발견돼 의뢰되었습니다.

이후 추가적으로 시행한 복부 컴퓨터단층촬영에서 신장암으로 의심돼 2017년 2월, 좌측 신장에 대해 로봇보조 부분신절제술을 시행하였습니다. 병리검사상 투명세포형 신장암으로 진단, 병기는 T1a 1기, 분화도는 ISUP 3등급으로 확인되었습니다.

이후 6개월 간격으로 영상 검사를 통해 추적 하는 동안 재발 소견은 보이지 않았습니다. 그러다 2020년 2월에 촬영한 복부 컴퓨터단층촬영 및 신장 초음파에서 재발이 의심되는 2.7cm의 좌측 신장암 소견이 발견돼 조직검사 및 고주파열치료(RFA)를 시행하였습니다. 재발한 신장암은 조직검사에서 이전(투명세포형 신세포암)과 다른 유두상 신장암인 것으로 확인되었습니다.

이후 3개월 뒤 촬영한 컴퓨터단층촬영상 이상 소견은 없었고, 지속적인 추적 관찰을 이어갈 계획입니다.

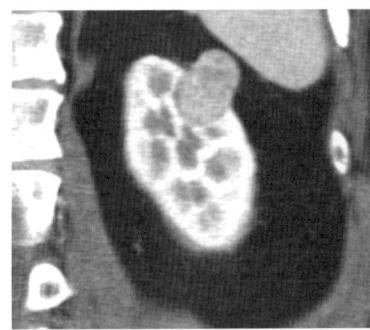 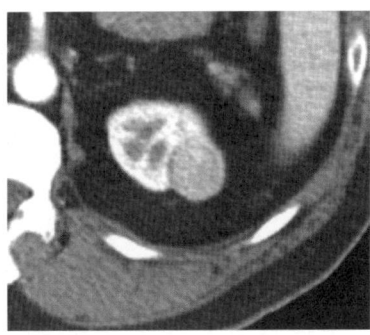

• 수술 전 시행한 컴퓨터단층촬영사진. 좌(종단면)/우(횡단면)

4-2. 신장암 근치적 신장절제술 후 수술 부위에서 재발해 고주파 열치료(RFA) 시행받은 환자

2007년, 55세 남성 환자가 40도 이상의 고열로 타병원에서 말라리아 검사를 받던 도중 우연히 신장 병변을 발견, 검사를 위해 본원에 내원하였습니다. 이에 대해 복부 컴퓨터단층촬영을 시행하였고, 좌측 신장에 3.2cm 크기의 신장암이 의심되어 이에 대한 수술적 치료를 계획하였습니다.

2007년 12월에 복강경하 좌측 부분신절제술을 시행하였고, 병리검사상 투명세포형 신세포암으로 진단되었습니다. 수술병기는 T1a 1기, 분화도는 ISUP 2등급이었습니다.

이후 6개월, 1년 단위로 추적 관찰을 하던 중, 2017년 12월에 촬영한 복부 컴퓨터단층촬영상 2.3cm의 좌측 신장암 재발 의심 소견 있어 이에 대해 2018년 1월 고주파열치료(RFA)를 시행하였고, 이후 재발 소견은 없었습니다.

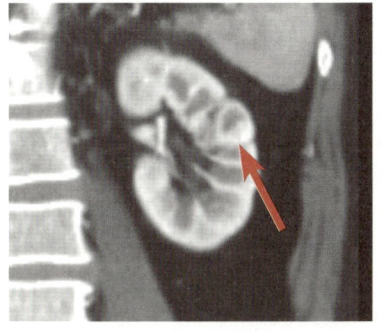 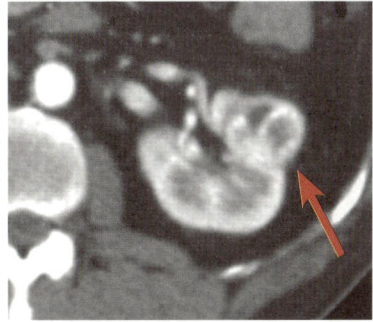

• 2007년 수술 전 시행한 컴퓨터단층촬영사진. 좌(종단면)/우(횡단면)

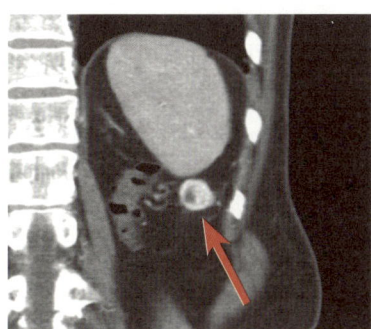 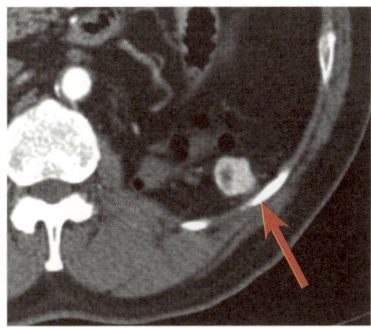

• 2017년 고주파열치료전 시행한 컴퓨터단층촬영사진. 좌(종단면)/우(횡단면)

4-3. 유전성 신장암으로 인한 다발성 종양에 대해서 부분신절제술 시행받은 환자

2004년 당시 35세였던 남성 환자로 어지럼증을 주소로 타병원 신경외과를 방문하여 시행한 자기공명영상(MR)에서 뇌종양이 확인되어 개두술을 통한 병변제거술을 시행하였고, 해당 종양은

병리검사상 혈관모세포종으로 진단되었습니다.

이후 6년 뒤 뇌에 두 개의 병변이 재발하여 2010년 감마나이프 수술을 시행받았습니다. 재발성 혈관모세포종에 대해 유전성 질환을 의심, 환자에게 본히펠린다우 증후군(Von HippelLindau syndrome)에 대해 설명하였고, 가족력상 환자의 형과 조카가 본히펠린다우 증후군으로 진단되었다고 하였습니다.

이에 대해 복부 컴퓨터단층촬영을 시행하였고, 영상에서 우측 신장에 4.2cm의 신장암 의심 소견 및 2cm의 부신 종양 의심 소견이 있어 2011년 우측 신장 부분절제술 및 부신 절제술을 시행하였습니다. 병리 검사상 신장은 투명세포형 신장암, 부신은 양성으로 진단되었고 수술 병기는 T1a 1기, 분화도는 ISUP 2등급인 것으로 확인되었습니다.

이후 추적 관찰 중 2020년 컴퓨터단층촬영상 양측 신장에 신세포암 재발 소견이 나타나 이에 대해 상대적으로 크기가 큰 우측 2.2cm 병변에 대해서는 부분절제술을 계획, 좌측 0.3cm 병변은 경과 관찰을 하기로 계획하였습니다. 우측은 로봇보조 부분신절제술을 시행하였고, 조직검사상 투명세포형 신장암으로 확인되었고, 수술병기는 T1a 1기, 분화도는 ISUP 3등급이었습니다. 지속적인 추적 관찰을 계획 중입니다.

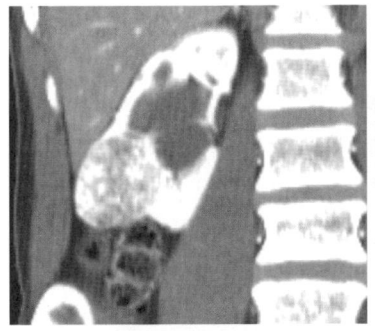 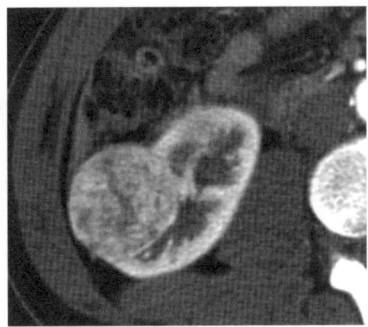

• 2011년 수술 전 시행한 컴퓨터단층촬영사진. 좌(종단면)/우(횡단면)

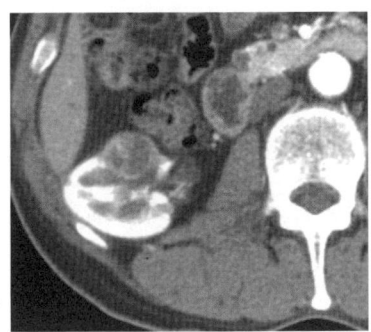

• 2020년 수술 전 시행한 컴퓨터단층촬영사진. (횡단면)

4-4. 유전성 신장암으로 인한 다발성 종양에 대해서 고주파열치료 (RFA)를 시행받은 환자

1999년, 타병원 신경외과에서 척수 병변에 대한 종양 제거술을 시행하였고, 병리검사상 척수혈관모세포종으로 진단되었던 18세 남성 환자가 의뢰되었습니다.

재발성 병변에 대해 이후에도 18년에 걸쳐 16회 종양절제수술을 받았고, 그로 인해 거동이 불가능하여 와상 중인 환자였습니다. 임상적으로 본히펠린다우 증후군(Von Hippel-Lindau syndrome) 진단 후 경과 관찰 중 2017년 시행한 복부 컴퓨터단층촬영상 양측 신장에 다수의 신장암 의심 소견 확인되었고, 특히 좌측 신장에는 4.3cm 크기의 큰 병변이 관찰되었습니다.

환자의 전신 컨디션 및 장기적 예후를 고려해 보았을때 더 이상 수술적 치료는 이득이 크지 않을 것으로 판단되어, 2017년 좌측 신장 병변에 대해 고주파 열치료(RFA)를 시행하였습니다.

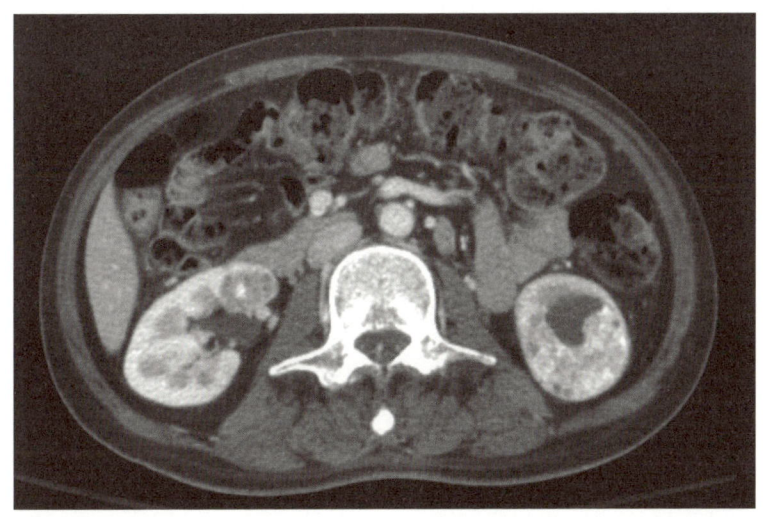

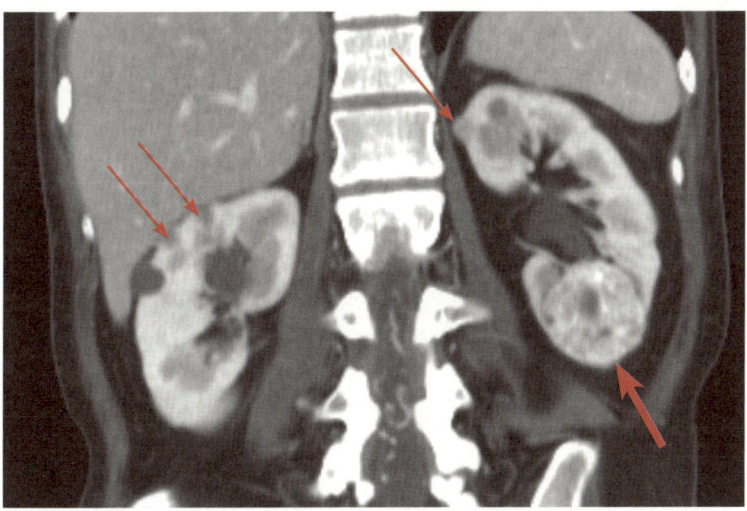

• 고주파열치료 전 시행한 컴퓨터단층촬영사진. 상(횡단면)/하(종단면)

4-5. 기저질환 및 신기능 등을 고려하여 수술 대신 고주파열치료(RFA)를 시행받은 환자 ①

2019년, 폐결핵 과거력과 그로 인한 후유증으로 평소 호흡곤란을 호소하던 72세 여성 환자가 내원 3일전 발생한 복통 및 호흡곤란 악화로 담낭염 의심하에 응급실로 내원하였습니다.

응급실에서 시행한 복부 컴퓨터단층촬영에서 우연히 좌측 신장 상극부에 1.4cm의 신장암 의심 소견이 발견되어 수술적 치료 고려하였습니다. 하지만, 만성폐질환으로 인한 심한 폐기능 저하 때문에 마취가 불가능하였습니다. 그로 인해 2019년 4월 고주파열치료(RFA)를 시행하였고, 병리검사상 혐색소 신세포암으로 진단되었습니다. 이후 추적 중 시행한 컴퓨터단층촬영 검사상 고주파열치료 시행한 부위가 정상 회복되었고 재발 소견 없이 추적 관찰 중에 있습니다.

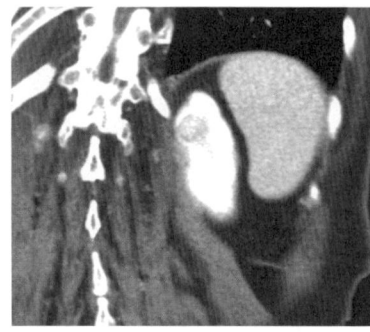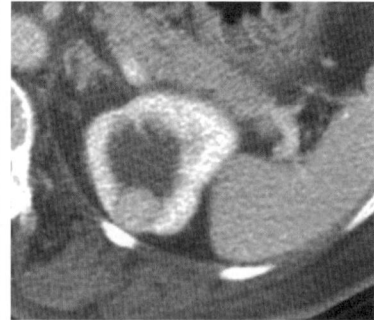

• 수술전 시행한 컴퓨터단층촬영사진. 좌(종단면)/우(횡단면)

4-5. 기저질환 및 신기능 등을 고려하여 수술 대신 고주파열치료(RFA)를 시행받은 환자 ②

2019년, 52세 여성환자가 복부 컴퓨터단층촬영에서 우연히 발견된 2.2cm 우측 신장의 병변으로 비뇨의학과에 의뢰되었습니다. 환자는 흉선암에 대해 2014년 종격동 종양절제술 및 수술 이후 항암치료, 방사선 치료를 병행하던 과거력이 있었습니다. 항암제에 의한 간수치 상승에 대해 전신 스테로이드를 복용하면서 심한 폐렴이 반복되어 중환자실 입퇴원치료를 지속하던 상태였고, 패혈증으로 심폐소생술까지 시행 한 후에 조금씩 회복 중이었습니다.

전신상태를 고려하여 수술적 치료는 불가능한 상황이었기 때문에 고주파열치료(RFA)를 계획하여 2019년 7월에 시행하였습니다. 조직검사상 투명세포형 신장암으로 진단되었으며, 이후 추적관찰상 컴퓨터단층촬영에서 재발 소견은 없는 상황입니다.

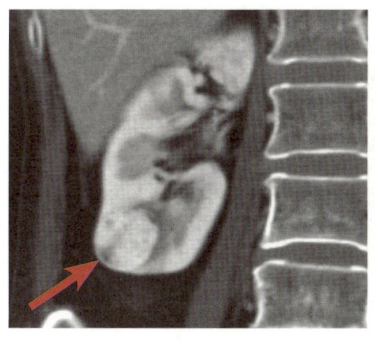 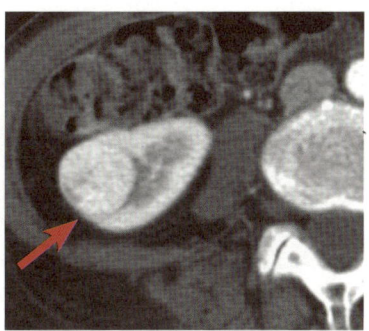

• 수술 전 시행한 컴퓨터단층촬영사진. 좌(종단면)/우(횡단면)

5-1. 양측성 신장암으로 동시에 양측 부분신절제술을 시행받은 환자

2018년, 인근 병원에서 방광염 치료를 받아온 71세 여성 환자가 지속되는 미세 혈뇨에 대해 촬영한 복부 컴퓨터단층촬영검사에서 우연히 발견된 양측 신장의 병변으로 의뢰되었습니다. 컴퓨터단층촬영 및 초음파 영상에서 우측 1.1cm, 좌측 1.3cm의 양측 신장에 신장암이 의심되는 상태였습니다.

2018년 3월에 양측 신장에 대해 동시에 로봇보조 부분신절제술로 수술이 진행되었고, 병리검사상 양측 모두 투명세포형 신세포암인 것으로 진단되었습니다. 수술 병기는 양측 모두 T1a 1기, 분화도는 ISUP 2등급으로 확인되었습니다. 이후 추적 관찰 중으로 현재까지 재발 소견은 없는 상황입니다.

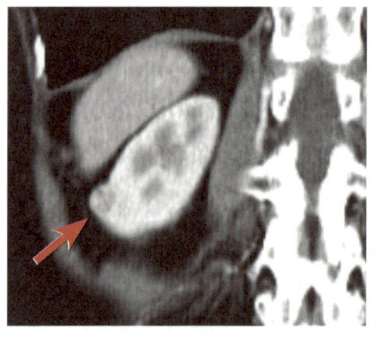 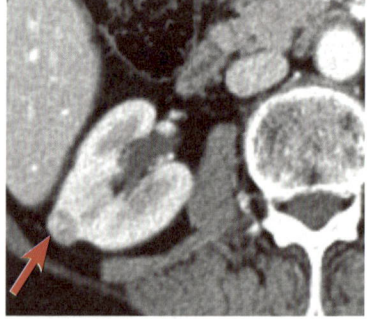

• 수술 전 시행한 좌측신 컴퓨터단층촬영사진. 좌(종단면)/우(횡단면)

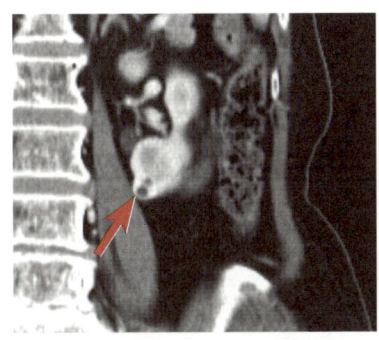 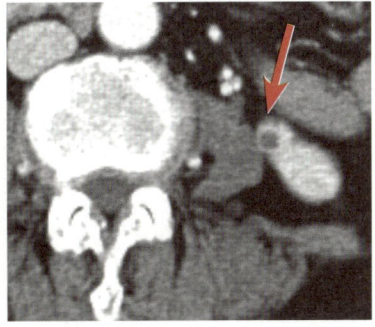

• 수술 전 시행한 우측신 컴퓨터단층촬영사진. 좌(종단면)/우(횡단면)

5-2. 다발성 신장암으로 동시에 동측 부분신절제술을 시행받은 환자 ①

2017년, 건강검진에서 시행한 복부 컴퓨터단층촬영에서 우연히 발견된 2개의 다발성 신장암 의심 소견으로 40대 남성 환자가 의뢰되었습니다.

다발성 종양은 우측 신장에 있는 병변으로 각각 3.5cm, 1.1cm 크기로 관찰되었습니다. 2017년 12월 로봇보조 우측 부분신절제술을 시행하였으며, 19분 50초간 온허혈시간이 소요되었습니다. 병리검사상 투명세포 신세포암 T1a 1기, 큰 병변은 분화도 ISUP 3등급, 작은 병변은 2등급으로 확인되었습니다. 이후 6개월 간격으로 추적 관찰하였는데, 재발 소견은 없었습니다.

** 온허혈시간은 수술 중 신장 동맥을 클램핑(수술 중 수술용 집게로 혈관을 잡아 피가 흐르지 못하게 하는 것)하는 시간을 의미하며, 통상적으로 30분 이내로 시행되어야 신기능에 악영향이 없는 것으로 간주되고 있다.

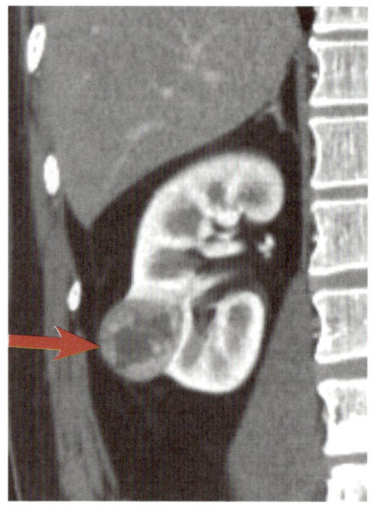 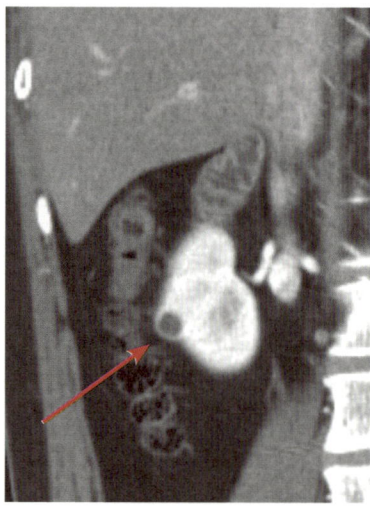

• 수술 전 시행한 좌측 신장 컴퓨터단층촬영사진. 좌(종단면 – 3.5cm병변)/ 우(종단면-1.1cm병변)

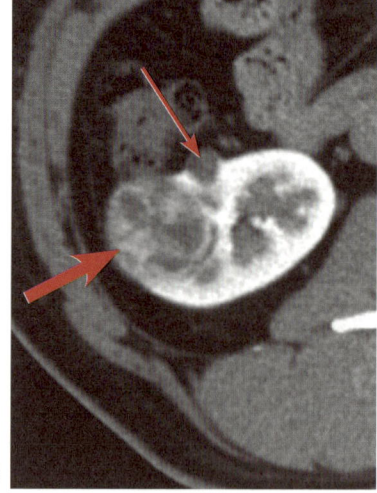

(횡단면)

5-2. 다발성 신세포암으로 동시에 동측 부분신절제술을 시행받은 환자 ②

2018년, 심장 수술 과거력이 있어 추적 관찰 중 촬영한 컴퓨터단층촬영 영상에서 우연히 발견된 두개의 동측 좌측 신장 병변으로 69세 남자 환자가 의뢰되었습니다. 좌측 상극신에 4cm 병변 및 상극신과 하극신 사이에 3.2cm 병변이 관찰되었습니다.

이에 대해 로봇보조 좌측 부분신절제술을 시행했고, 온허혈시간은 23분 45초로 기록되었습니다. 병리검사상 투명세포 신세포암으로 진단되었고, 병기는 T1a 1기, 분화도는 ISUP 3등급이었습니다. 이후 재발 소견 없이 경과 관찰 중입니다.

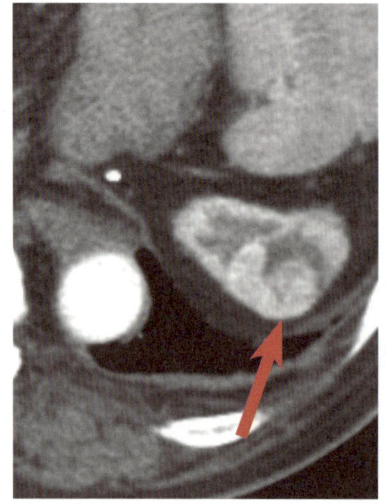
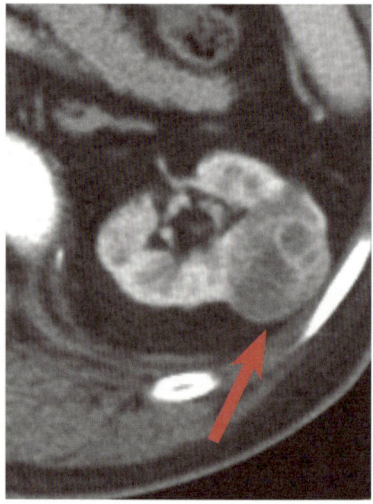

• 수술 전 시행한 좌측신 컴퓨터단층촬영사진. 좌(횡단면 - 상극 4cm)/ 우(횡단면- 아래 3.2cm)

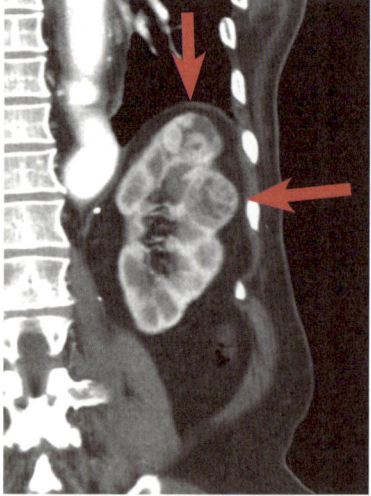

(종단면)

5-2. 다발성 신세포암으로 동시에 동측 부분신절제술을 시행받은 환자 ③

2018년, 52세 남성 환자가 건강검진에서 시행된 초음파 및 컴퓨터단층촬영에서 발견된 신장암 의심소견으로 내원하였습니다. 신장 하극과 내부에 각각 1.6cm, 1.5cm인 총 2개의 병변이 동측 좌측 신장에 위치해 있었습니다. 이에 대해 로봇보조 좌측 부분신절제술 시행하였고, 온허혈시간은 19분으로 기록되었습니다.

병리 검사상 두 개의 종양 모두 투명세포 신장암으로 진단되었으며, 병기는 T1a 1기로, 분화도는 ISUP 3등급이었습니다. 이후 재발 소견 없이 경과 관찰 중에 있습니다.

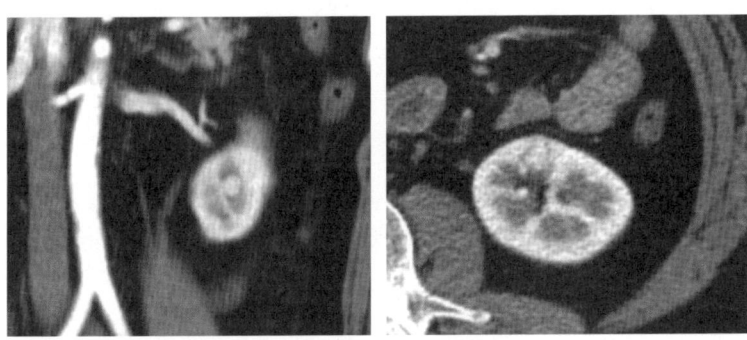

• 수술 전 시행한 컴퓨터단층촬영사진. 좌(종단면)/우(횡단면)

5-3. 단일신 환자로, 부분신절제술 시행 후 신기능 잘 보존되는 환자 ①

2007년, 45세 여성 환자가 타병원에서 시행한 건강 검진상 진단된 우측 신장암 및 부신 전이 소견으로 의뢰되었습니다. 이에 대해 우측 근치적 신장절제술 시행 후 경과 관찰 도중 췌장에 신장암 전이 의심 소견 및 폐전이 소견 보고되어, 2011년 외과에서 복강경하 췌장 부분절제술 및 흉부외과에서 우측 폐엽 절제술을 시행하였습니다. 췌장과 폐 모두 병리검사상 전이성 신장암으로 진단되었습니다.

이후 추적 관찰 도중 또다시 발견된 중격동 림프절 전이에 대해 2015년 림프절 절제술을 시행하였습니다. 이후 2016년 시행한 복부 컴퓨터단층촬영에서 남아있는 좌측 신장에도 다수의 재발한 신장암 병변이 확인되었습니다. 단측신장으로도 신기능이 잘 유지되는 환자였지만, 환자의 나이 등을 고려하여 최대한 신기능을 보존할 수 있도록 좌측 로봇보조 부분신절제술을 시행하였습니다.

병리검사상 이전과 동일한 투명세포 신세포암으로 진단, 병기는 T1a 1기, 분화도는 ISUP 3등급으로 확인되었고, 이후에도 환자는 사구체여과율(GFR) 80~90대로 정상 분포만큼 신기능이 잘 보존되고 있다

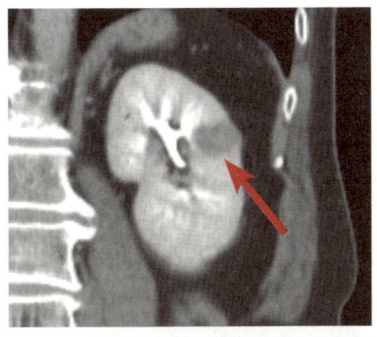 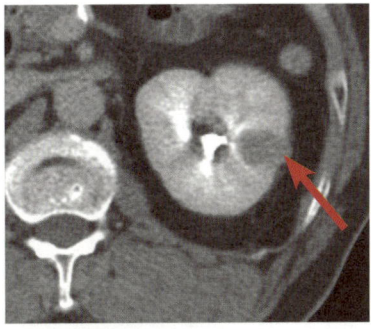

• 수술 전 시행한 좌측 상극신 컴퓨터단층촬영사진. 좌(종단면)/우(횡단면)

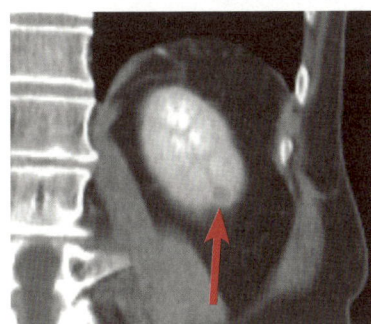 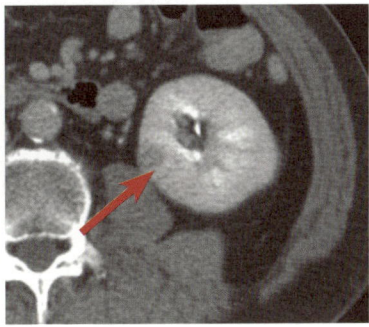

• 수술 전 시행한 좌측 하극신 컴퓨터단층촬영사진. 좌(종단면)/우(횡단면)

5-3. 단일신 환자로, 부분신절제술 시행 후 신기능 잘 보존되는 환자 ②

2017년, 55세 남성 환자가 건강검진에서 시행한 신장 초음파상 우측 신장에 약 5cm 크기의 종양 소견이 있어 의뢰되었습니다. 이후 촬영한 컴퓨터단층촬영에서 4.7cm의 신장암 의심 병변이 관찰되었으며, 이에 대해 로봇보조 우측 부분신절제술을 시행하였습니다. 병리검사상 투명세포형 신장암, 병기 T1a 1기, 분화도 ISUP 3등급인 것으로 확인되었습니다. 수술 전 84.4였던 사구체여과율(GFR)은 수술 후에도 77.0으로 잘 유지되고 있으며, 추적관찰에서 특이 소견은 없는 상태입니다.

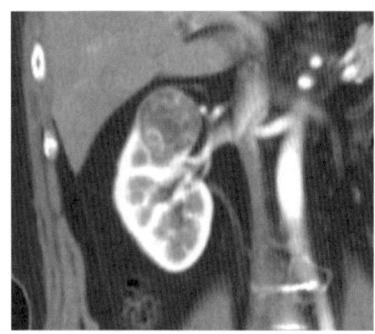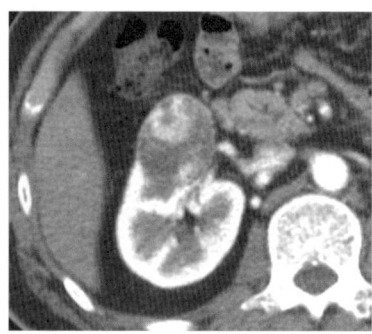

• 수술 전 시행한 컴퓨터단층촬영사진. 좌(종단면)/우(횡단면)

5-3. 단일신 환자로, 부분신절제술 시행 후 신기능 잘 보존되는 환자 ③

2020년, 신장암으로 2018년도에 타병원에서 복강경하 좌측 근치적 신장절제술을 시행한 45세 여성 환자가 내원하였습니다. 당시 우측 신장에서 7mm의 작은 병변이 관찰되었으며, 이에 대해 로봇보조 우측 부분신절제술을 시행하였고, 병리 검사상 투명세포형 신장암, 병기 T1a 1기, 분화도 ISUP 2등급인 것으로 확인되었습니다. 이후 수술 전 사구체여과율과 비슷한 양상을 보이며 신기능 저하 거의 없이 경과 관찰 중에 있습니다.

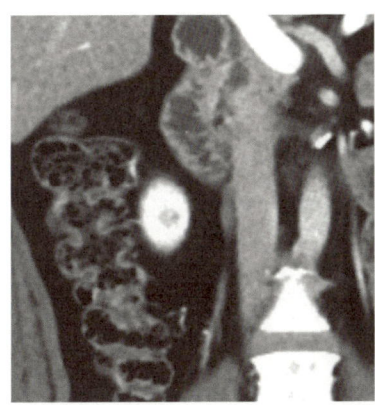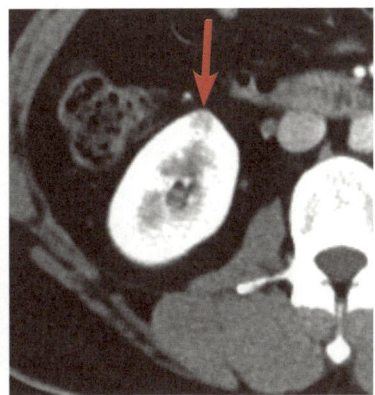

• 수술 전 시행한 컴퓨터단층촬영사진. 좌(종단면)/우(횡단면)

5-4. 투석 시행하던 환자에서 발견된 신장암으로 근치적 신장절제술 시행받은 환자

2005년, 44세 남성 환자가 상염색체 우성 다낭성신질환으로 인한 말기 신부전증으로 혈액 투석을 받기 시작하였습니다. 이후 신장이식 대상자 등록 후 시행한 수술 전 검사에서 컴퓨터단층촬영상 우측 신장에 4.3cm의 신장암 의심 소견이 있어 수술적 치료를 위해 의뢰되었습니다.

환자는 혈액 투석을 지속하고 있으며 신기능은 소실된 상태로, 이에 대해 우측 근치적 신장절제술을 계획하였습니다. 복강경하 우측 근치적 신장절제술 시행하였고, 병리 검사상 투명세포형 신세포암, 병기 T1a 1기, 분화도는 ISUP 2등급이었습니다. 이후 추가적인 재발 소견 없이 투석을 지속하면서 경과 관찰 중에 있습니다.

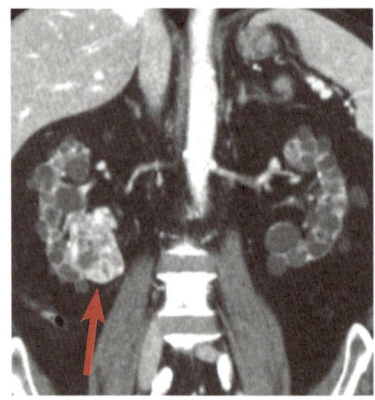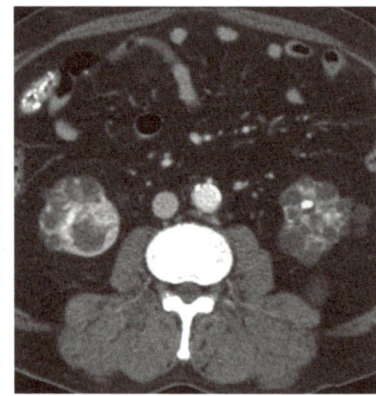

• 수술 전 시행한 컴퓨터단층촬영사진. 좌(종단면)/우(횡단면)

5-5. 전립선암이 동시에 발견되어 신장절제술 및 근치적전립선절제술을 동시에 시행받은 환자

2017년, 70세 남성 환자가 전립선비대증으로 경과 관찰 도중 전립선특이항원(PSA) 수치 상승으로 타병원에서 조직검사를 시행하였고 검사 결과 전립선암으로 진단되었습니다.

이후 시행한 수술 전 검사상 컴퓨터단층촬영에서 좌측 신장에도 3.1cm의 신장암 의증 병변이 같이 확인되었습니다. 이에 대해 로봇보조 근치적 전립선절제술 및 부분신절제술을 동시에 시행하는 수술을 계획하였습니다. 부분신절제술 후 전립선절제술을 시행했으며, 병리 검사상 전립선암은 T2c 2기로 확인되었고, 신장암은 투명세포형 신장암, T1a 1기, 분화도 ISUP 2등급으로 확인되었습니다. 이후 재발 소견 없이 경과 관찰 중에 있습니다.

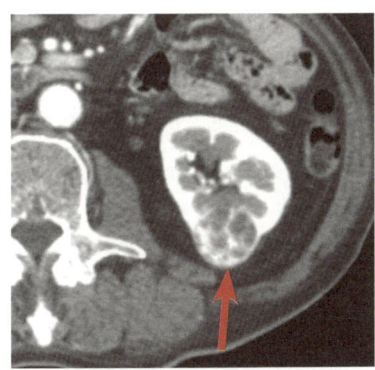 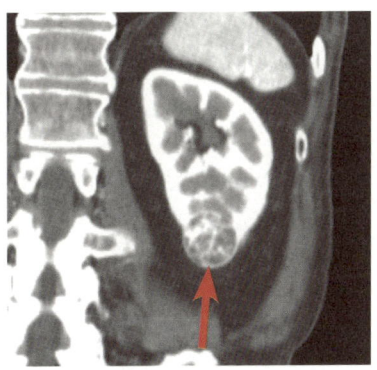

• 수술 전 시행한 신장 컴퓨터단층촬영사진. 좌(종단면)/우(횡단면)

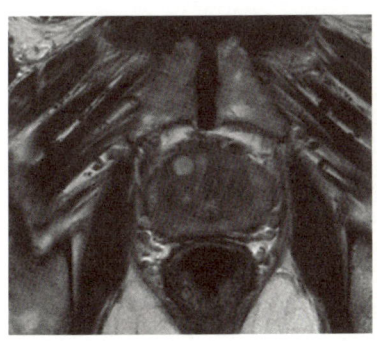 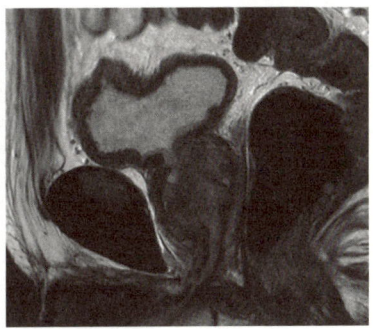

• 수술 전 시행한 전립선 자기공명영상. 좌(종단면)/우(횡단면)

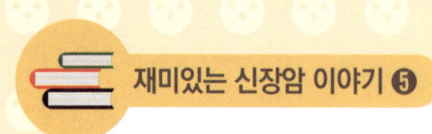
재미있는 신장암 이야기 ❺

다빈치 커뮤니티에 로봇수술 동영상이 올라 간 뒷이야기

2015년 가을 다빈치회사(정확하게는 Intuitive Surgical®)에서 병원 수술장을 방문해 수술하는 장면을 직접 볼 수 있는지 문의가 들어왔다. 수술에 자신 있는 외과의라면 수술 참관은 언제든지 OK다.

다빈치회사는 전 세계에 퍼져 나가 있는 다빈치로봇을 온라인으로 연결해 각 로봇장치에서 어떠한 수술을 누가 수술하는지에 대해 실시간으로 집계한다. 현재 전 세계에 6,000대 이상의 다빈치로봇이 설치되어 있는데, 온라인 연결을 통해 6,000대에서 어떠한 수술이 진행되는지 실시간으로 집계가 가능하다고 한다.

2015년 가을에 분당서울대병원 비뇨의학과 로봇수술방을 방문한 이유는 전체 비뇨의학과 로봇수술 중 유달리 신장암에 대한 수술이 분당서울대병원 비뇨의학과에서 많이 이뤄졌기 때문이었다. 당시 수술장에서 수술 모습을 본 다빈치회사 관계자는 난이도 높은 수술이 진행되는 과정을 보더니 수술팀의 수술 숙련도에 대해 많은 칭찬을 했다. 이후 얼마 있지 않아 필자의 수술 동영상 하나 전체를 다빈치커뮤니티에 올려 놓고 싶은데, 작업을 할 수 있는지 의향을 물어 왔다. 이렇게 되면 필자의 수술동영상을 다빈치커뮤니티에 가입되어 있는 전 세계 의사 누구나 볼 수 있게 된다.

통상 외과의들은 본인의 수술 동영상을 학회나 심포지엄에서 발표하는 경우가 있지만, 이때는 시간 제약으로 전체 과정 중 일부를 축약 편집하고 보여주는 것이 대부분이다. 수술 과정 중에서 잘된 부분만 보여주기 때문에 수술의 처음부터 끝까지의 진행 과정은 모를 수밖에 없다. 동일한 방법이나 순서로 진행되는 수술에 대해 동영상의 수술 과정을 따라 해보고 싶은 의사의 입장이라면 활용 정보가 제한되는 상황인 것이다. 반대로 수술동영상 전체를 제공하는 의사 입장에서는 모든 과정을 보여주어야 하는 만큼, 혹시라도 잘못된 부분이 있을 수 있기 때문에 신경 쓰이기 마련이다.

아무튼 나는 수술 전체 과정에 대한 동영상을 제공하는 데 흔쾌히 응했다. 일단 난이도가 높았던 3개의 수술 동영상을 다빈

재미있는 신장암 이야기 ❺

치 회사의 본사로 보냈다. 이 중 하나를 선택해 다빈치커뮤니티에 올라가는 것을 고려하는데, 꼭 통과한다는 보장은 없다고 들었다.

최종적으로 선정된 수술 동영상은 좌측 신장의 상극(위쪽) 부분에 큰 종양을 가진 환자에 대한 로봇 부분 신절제술(로봇시스템을 활용해 신장 내 종양 부분만 제거하는 수술) 수술 영상으로 좌측 신장의 아래 반은 살린 사례였다. 다빈치 회사에서 수술 동영상을 채택하고 나서는 본인의 육성으로 영어 설명을 더빙하는 작업을 거쳐 다빈치커뮤니티에 올라가게 되었다. 다빈치 회사에서 주목했던 것은 로봇팔이 들어가는 구멍(포트)의 위치를 한국인에 맞게끔 조정하여 로봇팔끼리 부딪히는 것을 최소화하고, 적절하게 장기를 붙잡아 수술을 쉽게 할 뿐만 아니라 빨리 끝낼 수 있게 한 것이 요점이었다.

개인적으로 이러한 경험은 본인의 수술 수준을 뒤돌아 보게 하고 우리 수술팀이 얼마나 우수하게 운영되고 있는지에 대해 뒤돌아 볼 수 있게 하는 기회가 되었다. 이후 수술을 더 잘하기 위한 노력을 기울이는 데 끊임없이 노력하고 있다.

🔍 추가 도움이 되는 웹사이트

▶ 대한비뇨기종양학회 www.kuos.or.kr

🔍 영어 웹사이트

▶ 유럽비뇨의학과학회 www.uroweb.org
▶ 미국비뇨의학과학회 www.auanet.org
▶ 미국국립암센터 www.cancer.gov
▶ Kidney Cancer Association www.kidneycancer.org

Youtube에서 '변석수 신장암'으로 검색해 보세요.
신장암 관련 동영상을 시청할 수 있습니다.

신장암 Q & A

※ 자주 받게 되는 질문들을 모았습니다. 바쁜 분들은 이 부분만 보아도 좋습니다.

 신장암에 대한 기본적 이해

> 신장암, 신우암은 서로 어떻게 다른가요?

　신장은 크게 신실질과 집뇨계, 두 부분으로 나뉩니다. 이 중에서 신실질은 혈액을 걸러 혈액 속의 노폐물을 제거하고 소변을 만들어내는 곳으로, 이곳에 생기는 암을 '신장암'이라고 합니다. 통상적으로 비뇨의학과 의사들이 말하는 신장암은 신실질에 생긴 신세포암을 의미합니다.

　집뇨계는 신장에서 소변의 배출에 관여하는 부분으로 신우와 신배가 여기에 속합니다. 신실질에서 만들어진 소변은 신배를 거쳐 잠시 신우에 모였다가 긴 파이프 모양의 요관을 통해 방광으로 가게 되는 데, 이러한 신우나 신배에 생기는 암을 '요로상피암'이라고 부릅니다. 요로상피암은 방광암의 대표적인 세포형과 같은 이행상피세포암으로 그 치료법도 신장의 실질에 생기는 '신세포암'과 차이가 있습니다.

> 신장암에도 여러 종류가 있다는 데
> 어떤 것들인가요?

기원하는 세포의 형태에 따라 투명신세포암(80%), 유두신세포암(10%), 혐색소신세포암(5%), 집합관신세포암(<5%)으로 나눌 수 있습니다. 일반적으로 유두신세포암과 혐색소신세포암의 예후는 투명세포암보다 좋다고 알려져 있습니다. 하지만 신장암(신세포암)을 치료하기 위한 대부분의 전신치료제는 투명신세포암을 가진 암 환자를 대상으로 사용되고 있습니다. 때문에 유두신세포암과 혐색소신세포암이 전이한 환자들에게 쓸 수 있는 약제는 제한돼, 유두신세포암이나 혐색소신세포암이 전이되면 치료효과가 좋지 않습니다.

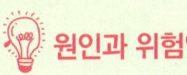
원인과 위험인자

> 신장암 발생의 근본적 원인은 무엇입니까?

신장암의 발생 기전에 대해서는 아직까지 완벽하게 밝혀지지 않았지만, 다른 암들과 마찬가지로 환경, 생활습관, 기존(신장)질환, 유전적 요인 등이 환자에 따라 달리 조합되면서 관여하는 것으로 알려져 있습니다. 하지만 이러한 이상과 변화들의 정확한 기전은 상당히 복잡하기 때문에 아직까지도 의학자들의 해석이 일치하지 않는 경우가 종종 있으며, 밝혀져야 할 부분이 많은 것이 사실입니다.

먼저, 가족형(유전성)의 경우, 비교적 젊은 나이에 생기고 양측성 및 다발성을 보이는 경향이 있습니다. 대표적인 예로, 폰히펠린다우(von Hippel-Lindau) 유전자의 선척적인 변이로 인한 증후군(소뇌의 혈관모세포종, 망막혈관종, 양측 동반)이 있으며, 이외에 결절성 경화증(tuberous sclerosis, 피부병변, 지능 저하, 간질 및 신장, 간, 췌장의 물혹)을 들 수 있습니다.

신장암의 대부분을 차지하는 산발형(비유전성)의 경우에는 흡연, 비만, 고혈압, 장기간의 혈액 투석 등이 암을 야기하는 위험인자로 알려져 있습니다. 하지만 산발형에서도 염색체와 유전자의 특징적인 이상이나 변화들이 관찰되고 있으며, 염색체 이상의 유형과 신장암의 종류 사이에 연관성이 있다는 점도 상당 부분 밝혀져 있습니다. 또한, 신장암으로 진단받은 환자의 27% 가량에서는 새로운 2차암이 발생하는 것으로 밝혀졌는데, 2차 암으로는 유방암, 전립선암, 방광암 및 비호지킨림프종이 흔하게 발생합니다.

어떤 사람에게 신장암이 잘 생기나요?

앞서 기술한 대로, 유전자의 선천적인 변이가 동반된 경우, 흡연, 비만, 고혈압 및 장기간의 혈액 투석 등의 위험인자를 갖는 경우에 신장암 발생 위험도가 올라갑니다.

건강검진에서 신장에 물혹이 있다고 나왔습니다. 물혹도 암으로 발전할 수 있나요?

물혹은 크게 단순 신낭종(simple cyst)과 복잡성 신낭종(complicated cyst)으로 나눌 수 있습니다.

크기가 작은 단순 신낭종은 양성이며 증상이 별로 없고, 신기능에 악영향을 주는 경우도 드물어 치료하지 않는 경우가 대부분입니다. 하지만 크기가 커지면서 옆구리 통증, 혈뇨, 고혈압, 요로폐색, 낭종 내부의 감염 및 출혈과 같은 증상이 나타나면 이를 없애기 위한 치료가 필요합니다.

이와 달리 복잡성 신낭종의 경우에는 낭종 내부에 물 이외에 막, 석회화 등이 나타날 수 있는데, 보스니악 분류에 따라 3등급 이상의 낭종은 암일 가능성이 50% 이상인 만큼, 수술을 통해 제거하는 것을 고려해야 합니다.

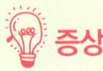
증상

> 신장암이 생기면 어떤 증상들이 나타나나요?

　신장암은 대부분의 경우 크기가 상당히 커질 때까지는 증상이 나타나지 않습니다. 이러한 무증상인 상태에서 우연히 발견되는 신장암(incidentalloma, incidentally detected tumor)의 경우라면 초기 상태인 경우가 많아 예후가 좋습니다.
　반면에 증상이 있어서 발견되는 경우는 암이 꽤 진행한 경우가 많으며, 25~30%의 환자에서는 이미 다른 장기로 전이된 상태로 발견됩니다.
　신장암의 대표적인 3대 증상은 옆구리 통증, 혈뇨, 만져지는 옆구리 혹을 들 수 있으며, 이를 3대 증상(symptom triad)이라고도 명칭합니다. 이 모든 증상을 다 갖고 있는 환자는 암이 다른 장기로 전이한 경우가 많습니다.

> 소변에 피가 섞여 나오면
> 신장암일 가능성이 큰가요?

앞서 기술한 대로 신장암은 대부분의 경우 증상이 없이 발견됩니다. 질문과 같이 혈뇨를 통해 신장암을 의심할 수는 있지만, 그보다는 소변이 배출되는 경로인 신우, 요관 또는 방광에서 암이 발생했을 가능성이 더 큽니다. 이러한 경우에도 복부 전산화단층촬영(CT) 등의 영상검사를 통해 어디에 생긴 암인지 감별할 수 있습니다.

 진단

> 신장암을 조기에 발견할 수 있는
> 효과적인 방법이 있나요?

신장암도 다른 암들과 마찬가지로 초기에는 특별한 증상을 느끼기 어렵습니다. 또한 신장은 복강의 뒤쪽 공간인 후복막강이라는 깊숙한 부분에 자리잡고 있어서 혹이 있는지 만져 보기도 어렵습니다. 따라서 신장암을 조기에 발견하려면 40대 이후 건강검진 시에 복부 초음파검사를 같이 해보는 것이 효과적입니다.

신장암에서는 조직검사를 잘 하지 않는다는데 왜 그런가요?

　신장암의 경우 초음파, CT 및 MRI 등의 영상검사를 통해 암을 정확히 진단하는 경우가 90% 이상이라고 알려져 있습니다. 특히 국내 연구에서는 그 확률이 95% 이상으로 높게 보고되고 있습니다. 또한, 조직검사가 100% 정확하지 않을 수 있으며, 드물긴 하지만 조직검사 과정에서 바늘이 지나는 통로를 통해서도 암이 퍼질 수 있다는 보고도 있습니다. 이외에도 조직검사로 인해 신장 주위에 출혈이 생기면 수술 시에 장기의 윤곽이 흐트러지고 유착이 발생해 수술이 힘들어지는 경우도 있습니다. 암의 성상이 액체형일 경우에는 조직검사 후에 암세포가 신장 주변으로 누출되는 일도 가능하며, 이 경우는 국소 재발이 발생할 가능성도 높아집니다.

　최근에는 영상 장비 및 조직검사 기술의 발달로 조직검사를 시행하는 빈도가 늘어나는 추세이며, 특히 진행된 신장암이 명확하지만 수술적 치료법을 사용하기에는 부적절한 경우 조직형을 구분하기 위해 조직검사를 실시합니다. 이렇게 하는 이유는 조직형태에 따라 사용하는 약제가 달라질 수 있기 때문입니다.

> **초음파검사에서 신장암이 의심된다고 합니다.
> 추가적으로 어떤 검사를 하게 되나요?**

보통 신장암 진단에 가장 많이 사용하는 검사인 전산화단층촬영(CT)을 시행합니다. CT는 신장암 수술 전 병기를 평가하는 데에도 유용하며, 수술 종류 및 최종 치료 방침을 결정하는 데에도 중요한 지침이 되는 검사입니다. 하지만 작은 종양의 경우 CT결과를 통해서도 구분이 애매한 경우가 가끔 있으며, 이럴 때는 초음파나 자기공명영상(MRI) 촬영을 통해 보완하기도 합니다.

> **영상검사를 여러 가지 했는 데도 신장의 혹이 암인지
> 아닌지를 정확히 알 수 없다면 어떻게 해야 하나요?**

앞서 기술했듯이, 신장암에서는 다른 장기와 달리 조직검사 자체가 갖는 위험성이 있습니다. 이에 따라 의사는 영상의학과 전문의와의 긴밀한 협력을 통해 암일 가능성을 판단하게 되며, 환자와의 면밀한 상담을 통해 환자의 기저질환 등을 다각적으로 판단한 뒤 조직검사 없이 수술을 시행하는 경우가 있습니다. 또는 영상학적 추적 관찰을 정기적으로 진행하거나, 혹은 조직검사를 시행하는 경우도 있습니다. 결국, 신장종양을 두고 보면서 관찰만 하

다 보면 암일 경우에는 치료 시기를 놓쳐 다른 장기로 전이하게 돼 완치가 힘들어질 수도 있습니다. 또한 양성 암이어도 미확진 상태에서는 매년 추적검사를 해야 한다는 점을 고려한다면, 신장암이 강하게 의심될 때에는 수술을 추천하는 것입니다. 하지만 이러한 경우에도 수술 후 최종 조직검사 결과가 양성으로 나올 가능성이 있다는 사실을 환자는 인지하고 있어야 합니다.

 **치료**

> 신장을 다 적출하지 않고 부분절제만 하는 것은 어떤 경우인가요?

종양을 근본적으로 치료하기 위해서는 신장 전체를 제거하는 방법이 가장 좋지만, 한쪽 신장을 전부 제거하는 근치적 신절제술을 시행하면 결국 두 개였던 신장이 하나만 남아 혼자서 신장의 기능과 역할을 해야 한다는 단점이 있습니다.

최근 발표된 중요한 연구결과 중에는 신장암 수술 후 장기간 관찰한 결과 근치적 신절제술을 시행 받은 환자들이 부분 신절제술을 시행 받은 환자에 비해 심혈관계 사망률이 증가한다는 결과가 있었습니다. 즉 남아 있던 신장 하나로는 충분한 기능과 역할이 어려워지면서 결국 신장암이 아닌 다른 원인으로 인해 사망률이 증가한다는 것입니다.

따라서 요즈음은 작은 신장 종양, 특히 4cm 이하의 종양에 대해서는 종양과 주위 정상 조직을 조금만 떼어내고 신장의 나머지는 남겨 둠으로써 기능을 보존하도록 하고 있습니다. 물론 신장 일부를 남겨 둠으로써 신장암이 남아서 재발할 가능성이 많은가에 대한 우려가 있었지만, 현재는 근치적 신절제술과 비교해서 암 재발률에 차이가 없다고 확인되면서 부분 신절제술이 작은 신종양에 대한 표준치료로 자리 잡고 있습니다.

유럽비뇨의학과학회 신장암 치료지침서에도 부분 신적출이 가능하다면 크기에 관계없이 시도하라는 지침이 있을 정도입니다.

부분절제가 근치적 적출보다 더 어려운 이유는 무엇인가요?

부분 신절제술은 근치적 신절제술에 비해 난이도가 훨씬 높습니다. 신장은 혈액을 거르는 기능을 하기 때문에 굵은 혈관(신동맥, 신정맥)이 들어오고 나갑니다. 부분 신절제술을 위해 신장 종양을 절제한 다음 남겨진 신장 부분을 봉합할 때, 신장 혈관을 겸자로 잡아 일시적으로 피가 통하지 않게 한 상태에서 수술이 진행됩니다.

　피가 오랫동안 통하지 않으면(허혈시간이 길다고 합니다) 신장암을 부분 절제하고 나머지 신장을 살려 놓더라도 기능이 망가져 버릴 수 있어 수술을 최대한 빨리 끝내야 합니다. 통상적으로 피가 통하지 않는 허혈시간을 30분 이내로 줄이라고 하고 있으며, 요즈음은 시간을 더 줄이려는 시도가 활발합니다. 이러한 허혈시간에 제한이 있기 때문에 이 수술은 비뇨의학과 의사들에게 많은 스트레스를 가하는 수술입니다. 이 외에도 봉합 부위에서의 출혈 및 요누출의 우려도 있어 수술자의 숙련도에 따라 수술의 성공 여부가 결정되는 수술입니다.

> ### 개복수술과 복강경 수술, 로봇보조 수술 중 어느 방법이 가장 좋은가요?

　각각의 신장암 병기 및 종양의 위치 등에 따라서 수술의사마다 시행하는 수술 방법에 차이가 있습니다. 다만, 부분 신절제술을 시행하게 되는 비교적 크기가 작은 초기암의 경우에는 상처가 크고(10-15cm) 회복기간이 긴 개복술에 비해 복강경 또는 로봇보조 수술이 유리합니다.

　복강경 수술은 구멍만 몇 개 내어서 수술하기 때문에 개복수술에 비해 미용적으로 우수하고 수술 후 통증이 적어 빠른 회복을 보입니다. 하지만 수술 방법 자체가 힘들기 때문에 제한된 의사들만 시행하고 있습니다.

반면, 로봇보조 수술은 전통적 복강경 수술에 비해 훨씬 선명하고 확대된 3-D 입체 시야를 구현할 수 있으며, 종양 제거 후 남은 신장에 대한 봉합도 훨씬 용이해 허혈시간 단축에도 많은 도움을 줍니다. 이를 통해 복강경 수술로는 불가능했던 고난이도의 부분 신절제술도 이제는 '숙련된' 로봇수술 수술자가 실시할 수 있게 되었습니다. 다만, 아직은 건강보험에 적용되는 수술이 아니기 때문에 비용 부담 문제가 단점으로 존재합니다.

> 로봇보조 수술을 하면 입원은 얼마나 하게 되며, 비용은 얼마나 드는가요?

필자의 경우에는 로봇보조 수술 후 수술용 실인 봉합사를 쓰지 않고 의료용 본드로 봉합을 하고 있습니다. 이를 통해 환자가 실밥을 뽑기 위해 외래진료실 또는 다른 병원을 재내원해야 하는 번거로움이나, 입원 기간 중 상처 부위 소독과 같은 불필요한 처치를 최소화하고 있습니다. 또한, 수술 소견에서 출혈이나 요누출을 걱정하지 않아도 되는 경우, 예전에는 당연히 삽입하던 배액관

(피주머니)도 넣지 않아도 돼 환자의 회복 속도가 더욱 빨라지게 되었습니다.

보통은 수술 후 3~4일경 대부분의 환자가 퇴원하며, 상황에 따라서는 더 빨리 퇴원할 수도 있습니다. 다만, 아직은 로봇보조수술이 건강보험에 적용되지 않아 이에 대한 추가 비용이 더 들게 됩니다.

면역항암치료는 무슨 치료인가요?

전이성 신장암에서는 최근 면역항암제(Immuno-oncologic agents)가 중요한 치료 방법으로 자리 잡았습니다. 이 약은 우리 몸의 면역세포가 암세포를 더 잘 인식하고 공격할 수 있도록 도와줍니다. 특히 T세포의 기능을 억제하는 단백질을 차단해, 암세포를 숨지 못하게 만듭니다. 대표적인 약제로는 옵디보(Opdivo), 키트루다(Keytruda), 여보이(Yervoy) 등이 있습니다. 일부 환자에게는 이 면역치료가 큰 효과를 보여 장기 생존이나 완치 가능성도 기대할 수 있습니다. 과거보다 부작용도 줄었지만, 여전히 면밀한 관찰이 필요합니다. 면역항암제는 종종 표적치료제와 함께 병용되기도 하며, 개인 맞춤 치료가 중요합니다.

> 신장 수술을 받을 예정입니다.
> 발생할 수 있는 합병증이 뭔지 알고 싶습니다.

통상적으로 수술 후에 나타날 수 있는 합병증인 출혈, 통증, 감염 등과 함께, 신장 수술 후에는 두 가지의 합병증을 기억하여야 합니다. 먼저, 부분 신절제술을 시행한 경우에는 지연 출혈의 위험성이 있습니다.

수술 직후에는 묶어놓았던 작은 동맥 혈관이 퇴원 후 일상생활에 복귀한 뒤 혈압 상승 등의 요인으로 인해 재출혈하는 경우가 드물게 발생할 수 있습니다. 수술한 쪽 옆구리 통증이 심하거나 심한 혈뇨 등이 발생할 경우에는 지체 없이 병원으로 내원해야 합니다. 이러한 이유로 수술 후에는 약 한 달간 안정할 것을 권고합니다.

두 번째로는, 신기능 저하를 들 수 있습니다. 부분 신절제술의 경우 남은 정상 조직의 신기능이 대부분 보존되지만, 경우에 따라서는 신기능이 악화되는 경우가 있습니다. 아주 드물게는 수술한 쪽 신장 전체에 기능 소실이 오는 경우도 있습니다. 이에 따라 수술 후에는 신장에 해가 되는 질환(고혈압, 당뇨)의 예방 및 식이 조절을 권고하게 됩니다.

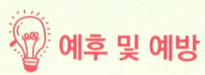 **예후 및 예방**

> 신장암 수술 후에 병기가 1기라고 들었습니다.
> 병기라는 말의 정확한 뜻은 뭔가요?

병기는 종양의 국제적 분류체계인 TNM 병기체계를 사용해 설명합니다. 그중 국소병기(T)의 1기 및 2기는 종양의 크기에 따라 정해집니다. 1기의 경우는 다시 1a기 및 1b기로 나눠지는데, 1a기는 주변으로의 침윤 없이 신실질 내에 국한된 4cm 미만의 종양을 말하며, 1b기는 4~7cm 크기의 종양을 말합니다. 1기 신장암(신세포암)의 5년 생존율은 88~100%로 알려져 있습니다. 즉 1a기의 초기암이라면 대부분 완치된다고 해도 무방합니다. 다만, 정해진 프로토콜에 따라 시행되는 추적검사를 잘 시행해야 합니다.

수술 후에 실시하는 추적검사는 종양의 병기와 환자의 상태에 따라 차이가 있으나 대개 수술 후 2년까지는 매 3~6개월마다, 그 이후에는 6개월~1년 간격으로, 5년 이후에는 1~2년마다 시행하는 것을 추천합니다. 추적검사로는 신체검사, 혈액검사, 흉부단순촬영, 전산화단층촬영(CT) 등을 시행하며, 선택적으로 골주사검사, 양전자방출단층촬영(PET) 등을 시행합니다.

> 신장암을 예방하거나 발병 가능성을
> 줄일 방법은 없습니까?

　신장암은 초기에 별다른 증상이 없는 것이 특징입니다. 때문에 신장암의 예방 및 생존율을 높이기 위해서는 주기적인 정기검진이 가장 중요합니다. 40세가 되면 국가에서 시행하는 생애전환기 건강검진에 복부 초음파 등을 함께 시행해 신장 상태를 평가하는 것이 필요합니다.

　신장암은 비만이 위험인자인 만큼 적당한 체중 유지가 중요하며, 흡연자의 경우에는 필수적으로 담배를 끊어야 합니다. 아울러 규칙적으로 운동하며 건강 상태를 유지하는 것 역시 신장암 예방에 도움이 됩니다. 결국, 건강검진을 포함한 건강한 생활습관은 신장암뿐만 아니라, 다른 장기암 및 만성질환을 예방하기 위한 필수적인 요건이라고 할 수 있습니다.

> 재발은 보통 어디에서 일어나며,
> 어떤 증상들이 있나요?

　재발은 국소재발과 원격전이로 나눌 수 있습니다. 국소재발은 수술한 부위 근처 조직에서 나타나며, 특별한 증상 없이 추적검사에서 발견되는 경우가 대부분입니다. 원격전이의 경우, 전이가 가장 잘 발생하는 장기로 폐가 있으며, 그다음 림프절, 뼈, 간, 뇌로의 전이가 잘 발생합니다. 전이 장기에 따른 국소 증상이 발생할 수 있는데, 이러한 원격전이의 경우에도 느껴지는 증상 없이 추적 검사에서 발견되는 경우가 흔합니다. 전이 병소가 단일 장기이며 소수일 경우에는 해당 병변에 대한 적극적인 수술을 고려해볼 수 있습니다.

> **신장 수술을 해서 신장이 하나밖에 남지 않았습니다.
> 남은 생애에 문제는 없을까요?**

신장암 환자의 한쪽 신장을 제거하더라도 반대쪽 신장이 정상적으로 기능할 수 있다면, 대부분의 활동 및 생활에는 문제가 없습니다. 규칙적인 운동과 몸에 부담이 되지 않는 일상활동은 회복과 치료에 도움이 되므로, 수술이나 치료 후에 정상적인 생활을 할 수 있다면 적당한 운동을 하도록 권합니다. 하지만 격투기 등과 같은 과격한 운동은 남아 있는 신장을 손상시킬 가능성이 있기 때문에 자제하는 것이 좋습니다.

또한, 한쪽 신장이 제거된 경우에는 만성 신질환으로 진행될 위험이 정상인들에 비해 증가하기 때문에 짜게 먹는 식습관은 바람직하지 않습니다. 특히 수술 시 고령이거나 당뇨병 등으로 반대쪽 신장기능이 저하된 상황이라면 수술 후에 신기능 저하의 위험이 크게 증가하기 때문에 가급적 염분 섭취를 줄이는 것이 좋습니다. 지나친 염분 섭취는 수분 저류 및 혈압 상승의 원인이 되며 남아 있는 신장기능에 악영향을 미칠 수 있습니다.

또한, 수술 후 급격한 체중 증가는 신장에 부담을 줄 수 있으므로 피해야 하고, 신독성이 있는 약제나 약물의 섭취도 주의를 요하며 필요한 경우 약물 용량을 조절해야 하므로 의사와 상의할 것을 당부합니다.

| 2 0 2 5 년   최 신 판 |

신장암,
제대로 **알고**
제대로 **치료하자**

1판 1쇄 2025년 7월 15일

저자 변석수

발행인 임창섭
편집진행 꿈틀 이정아
디자인 양란희

출판 와우라이프
출판등록 2009년 12월 8일 제 406-2009-000095호
주소 경기도 파주시 송화로 13
전화 010-3013-4997 **팩스** 031-941-0876
이메일 limca1972@hanmail.net

ⓒ 변석수, 2025
ISBN 979-11-87847-21-2 (93510)
값 25,000원

*이 책은 저작권법에 따라 보호받는 저작물이므로 무단 전재와 무단 복제를 금지합니다.
*잘못된 책은 구입하신 서점에서 바꿔 드립니다.